针 道
——中医神经解析

焦顺发 著

中国中医药出版社
·北 京·

图书在版编目（CIP）数据

针道 . 中医神经解析 / 焦顺发著 . —北京：中国中医药出版社，2020.1
ISBN 978 - 7 - 5132 - 5870 - 8

Ⅰ . ①针…　　Ⅱ . ①焦…　　Ⅲ . ①针灸疗法
Ⅳ . ① R245

中国版本图书馆 CIP 数据核字（2019）第 247398 号

中国中医药出版社出版

北京经济技术开发区科创十三街 31 号院二区 8 号楼
邮政编码　100176
传真　010-64405750
廊坊市晶艺印务有限公司印刷
各地新华书店经销

开本 787×1092　1/16　印张 16.25　彩插 0.25　字数 258 千字
2020 年 1 月第 1 版　2020 年 1 月第 1 次印刷
书号　ISBN 978 - 7 - 5132 - 5870 - 8

定价　85.00 元
网址　www.cptcm.com

社 长 热 线　010-64405720
购 书 热 线　010-89535836
维 权 打 假　010-64405753

微信服务号　zgzyycbs
微商城网址　https：//kdt.im/LIdUGr
官 方 微 博　http：//e.weibo.com/cptcm
天猫旗舰店网址　https：//zgzyycbs.tmall.com

如有印装质量问题请与本社出版部联系（010-64405510）

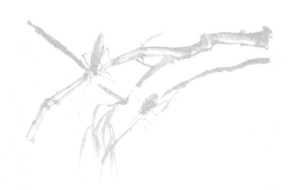

手持微针闯天涯
神奇疗效誉全球

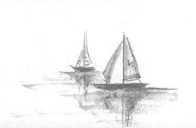

作者简介

→ → → → → → → → →

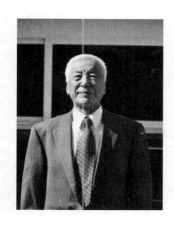

焦顺发，1938 年 12 月 25 日生于山西省稷山县。教授、博士生导师、主任医师。现任北京世针联焦氏针灸研究院院长。曾任中国针灸学会常务理事、山西省针灸学会会长。

从 1960 年起从事神经外科工作。1970 年发明"头针"。获 1986 年度国家中医药重大科研成果甲级奖。后在一百四十多个国家推广应用。1976 年发明"颈动脉滴注药液治疗脑病"，后举办多种学习班，在全国广泛推广。

通过 40 多年的研究挖掘，使中国古老的针刺治病变成理论科学、方法绝妙、疗效神奇的伟大医学。曾撰写《头针疗法》《头针》《焦顺发头针》《中国针灸学求真》《中国针灸魂》《针灸原理与临床实践》《针刺治病》《神奇针道》《针经》《针道——读中医经典随笔》《针刺躯肢神经治病纲要》等十几本专著，出版发行。

自　序

→→→→→→→→　→→→

中国针灸学家就是伟大的神经学家。

他们早在上古时期，就创用微针刺"神""经"治病，后来广泛深入研究，发现多个"以髓为轴心的"理论体系。其中比较完整的是"脑神筋系统"，并针刺"节之交三百六十五会"治病。曾形成大量医学文献和专著传承、弘扬。

因后代医学家解读有误，使经文原意尘封在针灸经典医著中。

笔者经过 40 多年研究，努力破解真意，深入挖掘，形成本书，敬请方家探讨和高人指点。

焦顺发

2019 年 7 月

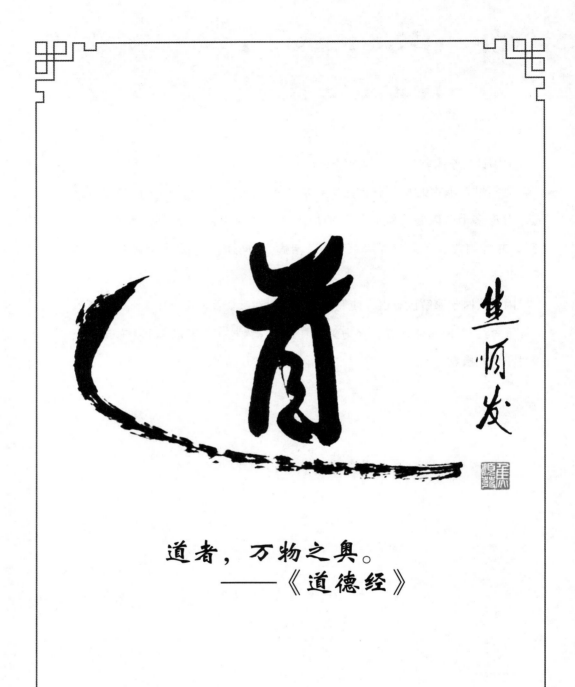

道者，万物之奥。
——《道德经》

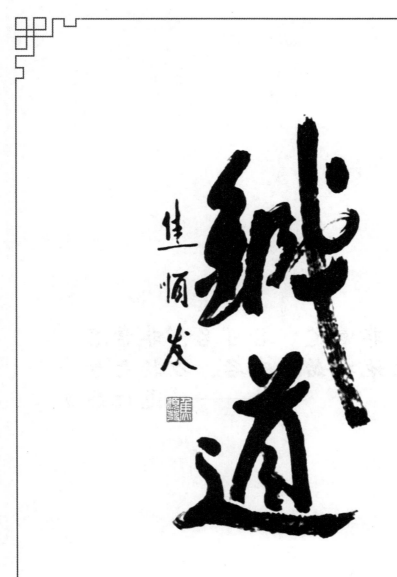

针道者，针刺治病之奥。

——焦顺发

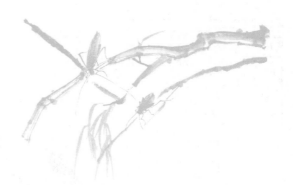

道可道，非常道。名可名，非常名。
无名，天地之始。有名，万物之母。
　　　　　　　　　　　——《道德经》

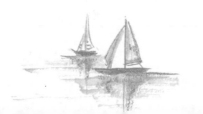

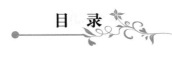

目　录

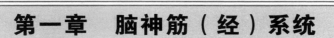

第一章　脑神筋（经）系统

　　早在上古时期，中国医家就创用针刺"神、机、经"治病，后经过长时间深入研究，发现了"脑神经""脑经络""脑经脉"的主要结构和"脑神筋系统"。遗憾的是，因后代医学家错解经文，深陷迷茫，直到现在对该结构和系统的理解仍然支离破碎。

　　笔者破解真意，挖掘、整理，使其成为结构完整、功能独特的"脑神筋（经）"系统，现论述于后。

第一节　探索"神、经、经络、经脉"

　　两千多年前，中国医家针刺"神、机、经"治病的经验已经浓缩在汉字中，沉淀于经典医著。《针灸甲乙经》"新校正黄帝针灸甲乙经"序中《黄帝内经》十八卷，《针经》三卷，最出远古"即是佐证。《针经》三卷虽然失传了，但其内容已经沉淀于经典医著。

一、守神

　　《灵枢·九针十二原》曰："粗守形，上守神。神乎神，客在门。未睹其疾，恶知其原。刺之微，在速迟。"

　　这段经文医家曾有不同解读，其中《灵枢·小针解》的影响最大，其曰："粗守形者，守刺法也。上守神者，守人之血气有余不足，可补泻也。神客者，正邪共会也。神者，正气也。客者，邪气也。在门者，邪循正气之所出入也。未睹其疾者，

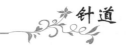

先知邪正何经之疾也。恶知其原者，先知何经之病，所取之处也。刺之微，在数迟者，徐疾之意也。"

有学者认为："粗守形"是指技术粗浅的医生只懂得机械地拘守刺法。"上守神"是指技术高明的医生能辨别病者的血气虚实，作为补泻的根据。"神客"是正气与邪气互相干扰。"神"是人体的正气。"客"是致病的邪气。"在门"是说邪气随着人体正气虚弱的所在而出入。"未睹其疾"是说应先了解邪正盛衰情况及这是属于哪一经的疾病。"恶知其原"是说应先了解哪一经得病及应当取穴的部位。"刺之微，在数迟"是说针刺手法应该掌握快慢的技巧。（见南京中医学院中医系编著《黄帝内经灵枢译释》，上海科学技术出版社 1986 年出版）

上述对《灵枢·小针解》的解读使该段经文之意变成了低劣的医师仅注意刺法，而高明的医师据人体血气的虚实（盛衰）决定补泻方法，由此使中国针刺"神"治病消亡在其中。

笔者认为："粗守形，上守神"是说低劣的医师只知道针刺"形"治病，而高明的医师则知道在"形"中针刺"神"治病。"神乎神，客在门"是说"神"非常神奇，就像尊贵的客人位于"形"之中。"未睹其疾，恶知其原"是说没有看见疾病，怎能知道发病的根源。说明针刺"神"是为了治病。"刺之微，在速迟"是说"神"可被针刺中，医师针刺神，只有时间长短之别。

笔者的解读不仅肯定了针刺"神"治病，而且牢牢将中医针刺"神"治病锁定在上古时期。

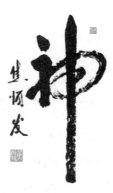

神

二、索之于经

《针灸甲乙经·针道第四》曰："形乎形，目瞑瞑。扪其所痛，索之于经，慧然在前；按之弗得，不知其情，故曰形。"

"形乎形，目瞑瞑"是说"形"从表面上什么也看不见。"扪其所痛，索之于经，慧然在前"是说在"形"中用手指按压时患者感到疼痛，且能摸到条索状、略有弹性之物，"形"是什么，当然就在眼前了。"按之弗得，不知其情，故曰形"是说用手按压，什么也没有得到，不知道情况，只能说"形"。

此段经文证明在"形"中针刺的"神"，是被手按压有疼痛感而且能摸到条索状、略有弹性之物，特称其为"经"。这就是中国医家针刺"神、经"治病的开端。

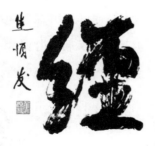

经

三、神经

此处的"神经"二字，不仅是医学最早的文字记载，而且是中国医家针刺"神、经"治病的直接证据。

在几千年后的今天，"神经"二字依然像参天大树一样屹立在世界医林之中。西医学中描述的"神经"二字与中国上古时期针刺治病的"神经"二字一模一样，丝毫不差。中医学中描述的"经"是用手指按压有疼痛感，能摸到条索状、略有弹性之物，西医学中的"躯体四肢神经"也有这些特征。任何人都可按压，随时

验证。

四、经气至

"经气至"就是将针刺在经上，患者突然出现酸、麻、胀、痛、抽等异常感觉。这是中国医家针刺"神经"的铁证，到几千年后的今天还在传承、弘扬。

据西医学记载，刺激"神经"是在 1751 年，意大利的科学家 Luigi Calvani 和德国生物学家 Emil du Bois-Reymond。二人经试验证明，神经受到电刺激时会引起肌肉颤动。由此可知，中国医家针刺"神经"比外国医家用电刺激"神经"早数千年。

《汉书·艺文志·方技略》曰："医经者，原人血脉、经络、骨髓、阴阳、表里，以起百病之本，死生之分……"（见周海平、申洪砚编著《〈黄帝内经〉书名与成书年代考证》，中医古籍出版社 2009 年出版）

该段经文之意是，《医经》认为，原来人的血脉、经络、骨髓即是人体重要的结构，损害后发现功能障碍，可引起多种疾病，严重者可导致死亡。

该段经文的出现，开创了"血脉、经络、骨髓"时代。

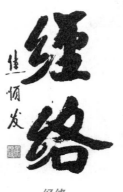

经络

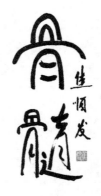

骨髓

"血脉"指人体的"血液"和"脉"。

"经络"指人体的"经"和"络"。"络"指"网络"状。中国古代医学家们早在数千年前就发现人体的"经"是"网络"状的，简称"经络"。直到当今，"经络"二字依然像出水的荷花一样亭亭玉立在世界医林。笔者认为，西医学中描述的

"神经"就是中国古代医学家们描述的"经络"。两者都是"网络"状的。有些人认为"神经"很现代、很时尚，却不知中国古代医学家们早在上古时期就针刺"神、经"治病。

"骨髓"指位于骨腔中的髓。骨腔指脊椎管和颅腔。古代医家在尸体解剖时发现了脊椎管和颅腔内的胶状物质，特称"骨髓"。此时，虽然"经络"和"骨髓"还没有连成系统，但医学家们已经知道"血脉""经络""骨髓"是生百病、决死生的重要组织结构。

中医学中的"阴阳""表里"不是具体物质，特指"血脉、经络、骨髓"平衡、协调才能健康，不然就要得病或死亡。后来，"血脉"发展成"心血脉系统"。《素问·五脏生成》有"心之合脉也""诸血者皆属于心"之说。心是脉合成的，全身的血都属于心，故"心血脉"是一个系统。"经络、骨髓"本应也是一个系统，因后代医学家们解读有误，使其支离破碎，在历史的长河中变异、发展。有人称"经络"为"经脉"，后来"经脉"被广泛使用和研究。《黄帝三部针灸甲乙经》序"《九卷》原本经脉，其意深奥，不易觉也"即佐证。

后来，医学家们解剖不同时期的胚胎才有了重大发现。

《灵枢·经脉》曰："人始生，先成精，精成而脑髓生。"

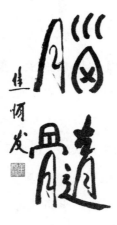

脑髓

"人始生，先成精"是说人开始形成时，先形成受精卵，特称"精"。"精成而脑髓生"是说受精卵形成后，很快形成具有脑和脊髓的胚胎。这也是中医学家们从

5

"骨髓"到"脑髓"认识的转变。西医学研究证明，人胚胎的脊髓和脑在妇女怀孕第3周开始发育，到第8周已形成，两者结论类同。

《灵枢·经脉》记载："骨为干，脉为营，筋为刚，肉为墙，皮肤坚而毛发长。"其意指胚胎形成后在躯体四肢主要有骨、脉、筋、肉和皮肤5种组织和功能。"骨为干"是说骨为人的支架，没有骨人就不能成形。"脉为营"是说脉管里的血能营养全身。"筋为刚"是说筋能使人的躯体四肢变得坚强有力，"刚"有坚强之意。"肉为墙"是说肉为躯体四肢的墙。"皮肤坚而毛发长"是说皮肤坚韧而且有长发。

这段经文出现后，医学家们对位于躯体四肢的五种组织分别开展了针刺治疗、疗效观察等，尤其对"筋"和脑髓的关系进行了深入研究。

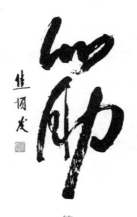

筋

《素问·六元正纪大论》曰："民病血溢，筋络拘强，关节不利，身重筋痿。""民病血溢"是说民众得了脑出血（脑溢血）。本句话是说脑出血后出现"筋络拘强，关节不利，身重筋痿"，证明躯体四肢的筋与脑有特殊关系。经文中的"筋络"二字，表明"筋"是"网络"状的。这个发现和描记开创了"筋络"时代。

《素问·长刺节论》曰："病在筋，筋挛节痛，不可以行，名曰筋痹。刺筋上为故，刺分肉间，不可中骨也。针（病）起筋炅病已止。"该段经文之意是说，筋患病时出现筋挛节痛，不可以行，称为筋痹。用针刺筋，筋病就可以痊愈。

后来出现了"十二筋"，但仍然没有和脑髓直接连成系统。因这段经文中在躯体四肢仅有骨、脉、筋、肉、皮5种组织，没有神、经、经络、经脉，故各派从不同角度开始进行研究。

　　"神、经、经络"派发现，比"经"大的称"大经"，《灵枢·癫狂》曰："刺项大经之大杼脉。"句中的"大经"即是佐证。比"大经"大、进入脊椎管者称"奇经"。《素问·骨空论》王冰注解督脉时说的"督脉，亦奇经也"即是佐证。

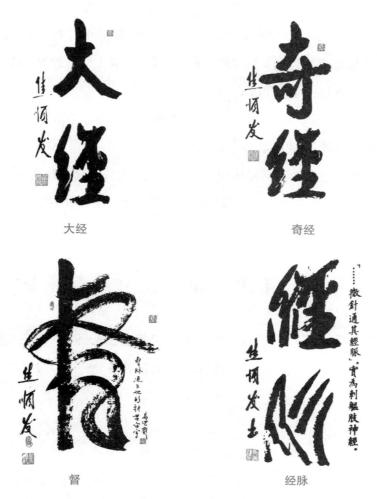

大经　　　　　　　　　　　　　　奇经

督　　　　　　　　　　　　　　　经脉

　　"经脉"派深入研究发现，人体的"经脉"由出入之"物"形成的"会"组成，特称"逆顺出入之会"。在脊椎管内的物质称"督脉"，是统督全身的"经脉"。

　　有人还称脊髓为"经络之海"。《灵枢·五音无味》中"冲脉、任脉，皆起于胞中，上循背里（背骨之里），为经络之海"即是佐证。

　　《灵枢·海论》曰"脑为髓之海"，是说脑为脊髓之海。此论不仅将脊骨空里的

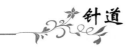

髓与脑连接在一起，而且肯定了脑为脊髓之海。

《素问·移精变气论》曰："得神者昌，失神者亡。"经文中的"神"指人的"神志"（意识）。人的神志清醒（意识清楚）就能活，反之则死亡。

《素问·汤液醪醴论》曰："故神去之而病不愈也。"经文之意是说人患病后失去了"神"，就不能治愈。此处的"神"特指"神志"（意识）。

当时，中医学家已经清晰地知道，位于躯体四肢的"神"也称"经""经络""经脉"，靠近脊椎管交叉的"经"称"大经"，进入脊椎管内的称"督脉、奇经、经络之海"，脑是脊椎管里髓之海。

脑部疾病出现意识不清，称"失神"，西医学称"神志不清"。脑部功能正常，神志清醒时称"得神"，西医学称"神志清楚"。

当时，如能沿着这个方向继续研究，很快就能发现"脑神经系统""脑经络系统""脑经脉系统"，但因在躯体四肢出现了"筋"字，使得很多医学家开始深入细致地研究"脑髓"和"筋"的关系。

第二节　探索"脑神筋（经）系统"

彼时"脑神筋（经）系统"的探索和研究开展得如火如荼，后来不断取得新突破，到公元之初，不仅形成了完整的结构，而且确认在髓旁的"节"能使"神"之气自由出入。

一、"脑筋"的形成

"脑筋"二字，虽然源于3000多年前，但是现在仍在使用。如人们常说的"脑筋好使""脑筋灵活""用脑筋""老脑筋""死脑筋""脑筋不会拐弯""脑筋不灵活"等。

先说来源，《素问》有"五脏生成"篇。历代中医学家们虽然对其中的内容应用广泛，但很少深究篇名，特别是"生成"二字。

《素问·五脏生成》曰："诸髓者皆属于脑，诸筋者皆属于节。"王冰在注解时说："筋气之坚结者，皆络于骨节之间也。"

笔者认为，"诸髓者皆属于脑"即脊髓的诸节段皆属于脑，"诸筋者皆属于节"即位于躯体四肢的"筋"皆属于节。"节"不是指"关节"，而是位于"髓"（脊髓）旁的"细丝"。躯体四肢的"筋"通过髓旁的"细丝"，与髓和脑连接形成了"脑筋"。这就是"脑筋"二字的来源。

二、"脑筋"的价值

"脑筋"出现后，中医才有了针刺治病"理论"的"雏形"，中医针刺治病也由此进入了科学治病的时代。

三、节之交，三百六十五会

《灵枢·小针解》曰："节之交，三百六十五会者，络脉之渗灌诸节者也。"

笔者认为，"节之交，三百六十五会"是"节"通过多次交叉，形成了躯体四肢的 365 个"会"。"节"只能是位于髓旁的"细丝"，才能多次交叉，形成躯体四肢的"三百六十五会"。

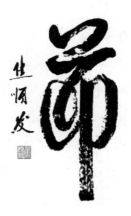

节

"节之交，三百六十五会"的出现，不仅令人知道了"筋"交叉形成的结构特征，而且证明中国医学家们针刺治病，就是针刺髓旁的"节"交叉后形成的"会"治病，也可以说就是针刺"筋"治病。

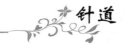

"节之交，三百六十五会"的出现，使"脑筋"成为针刺治病的临床实用"理论体系"。针刺"脑筋"治病，已成为现实。

四、"神气"自由出入

"脑筋"中的"节之交，三百六十五会"和"节"，能使"神气"自由出入。

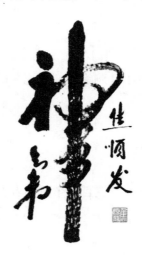

神气

《针经》曰："所谓节之交，三百六十五会，皆神气出入游行之所，非骨节也。"（《素问·调经论》王冰注解）对此王冰立了大功，要不是其注解，这段经文将永不见天日，因为写《甲乙经》参考的《针经》已经失传。

笔者认为，"神气"特指上古时期针刺治病的"神"之气。《灵枢·九针十二原》中"粗守形，上守神；神乎神，客在门"即是佐证。"出入游行"特指自由出入。因此，"脑筋"中的"三百六十五会"能使"神"之气自由出入。

《灵枢·九针十二原》曰："节之交，三百六十五会。知其要者，一言而终，不知其要，流散无穷。所言节者，神气之所游行出入也，非皮肉筋骨也。"有学者解释："人体关节等部交接之处的间隙，共有三百六十五个会合处。懂得并掌握了这些要领，甚至一句话就可以讲明白；不懂得这些要领，就会漫无系统，对这些腧穴就不易掌握了。这里所说的节，是脉气所流行出入的地方，并不是指皮肉筋骨的局部。"（见南京中医学院中医系编著《黄帝内经灵枢译释》，上海科学技术出版社

1986年出版）此解使经文原意深陷迷茫。

笔者认为，"节之交，三百六十五会"是脊髓旁的"细丝"，交叉形成三百六十五"会"。"知其要者，一言而终；不知其要，流散无穷"，是说"节之交，三百六十五会"很难懂。知道要害者，一句话就能说清；不知道要害者，就会漫无边际地乱说。"所言节者，神气之所游行出入也，非皮肉筋骨也"，是说所谓"节"，是能使"神"之气自由出（运动）入（感觉）之处，而不是皮肉筋骨。

这又是一个重大突破。在公元之初，中国医学家们就发现"脑筋"中的"节"能使"神"之气自由出入，由此也使"脑筋"演变成了"脑神筋"系统。

至此，"脑神筋"已有完整的结构，其"节"又能使"神之气"自由出入，故笔者将其命名为"脑神筋系统"。

现在大家就明白了，在那个古老的年代，中国医学家们发现了"脑神筋"系统，并针刺位于髓旁的"节"交叉后形成的"会"治病。因后代医学家们解读有误，使其支离破碎，消失在历史的长河中。笔者破解经文真意，深入挖掘，使其重新复活。

第三节　对接、融合成"脑神筋（经）系统"

之前，探知的"神、经、经络、经脉"，均进入脊柱椎管内，形成脊髓，向上与脑连接。如能将"脑神筋系统"的知识融合在其中，就会明白神、经、经络、经脉在髓旁的"节"进入脊髓、"节"交叉形成"三百六十五会"，又能使"神之气"自由出入，这样就形成了"脑神经系统""脑经络系统""脑经脉系统"。

因"神之气"也称"经之气"。针刺的"神、经"也称"筋"，故"脑神筋系统"也称"脑神经系统""脑经络系统""脑经脉系统"，总称"脑神筋（经）系统"。

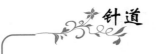

第四节 小议"脑神筋（经）系统"

笔者描述的"脑神筋（经）系统"，完全由针灸经典医著中相关经文的真意组成，有完整的结构和功能。每一句经文都是时代的符号，并进行无缝对接和融合，有些即是历史的再现。

"脑神筋（经）系统"是中国针灸学的精髓和核心，也是针灸学家们大智慧的结晶。其中的每一个字都是中国针灸学家们用生命和智慧凝聚而成的无价之宝。它们就像历史的丰碑，清晰铭刻着"脑神筋（经）系统"的沉浮和变迁。

"脑神筋（经）系统"的复活，使中国针刺治病有了科学理论体系。

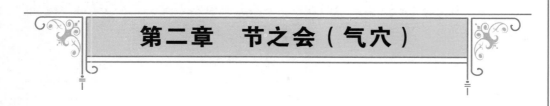

第二章 节之会（气穴）

　　节之会（气穴）是"脑神筋（经）系统"的重要组成部分。

　　中国医学家们在几千年前经尸体解剖等研究证明，每个气穴中都分布着由"髓旁之节"多次交叉形成的"会"，并用"节之交，三百六十五会"表述。之后，针灸医家对"节之会（气穴）"进行研究并使用了几千年。每个"节之会（气穴）"都有明确的定位和治疗某些（种）病症的功能。笔者越学越感其理之奥妙，越用越知道其效之神奇。

　　"节之会"也称"气穴"，笔者将全身的气穴分头颈部、肩及上肢部、胸背部、上腹及背部、下腹及背部、下肢部，共344个气穴。

第一节　头颈部

　　头颈部气穴共67个。

一、头区

　　头区共26个气穴，分4条线及1个区：①正中线。②正中旁线。③侧线。④外侧线。⑤颞前额后下区。

1. 神庭

　　名义：该名是根据其对神有关的病症有显著疗效而定的。因患脑病时可引起神志障碍、意识不清等，针刺该部位能够获得疗效，形容该部位作用大，故名"神庭"。

体位：坐位。

位置：在前额发际（发际不明者，在眉间上 7cm 处）。《针灸甲乙经》："在发际直鼻，督脉。"

方向：直刺。

深度：1cm。

反应：局部抽麻。

神经：分布着三叉神经第 1 支之额支。

主治：神志不清、嗜睡、前头痛、结膜炎、鼻炎、鼻出血等。

2. 上星

名义：针刺该部位，对神有关的病症疗效显著。形容该部位似天上的星星，明亮发光，特命名"上星"。

体位：坐位。

位置：在神庭直上 2cm。《针灸甲乙经》："在颅上，直鼻中央，入发际一寸陷者中。"

方向：直刺。

深度：1cm。

反应：局部抽麻。

神经：分布着三叉神经第 1 支之额支。

主治：小儿癫痫、前头痛、结膜炎、鼻炎、鼻出血、青光眼等。

3. 囟会

名义：囟会位于上星后 1 寸骨间陷者中，正位于前囟的部位。说明囟会之名是根据前囟而定的。

体位：坐位、卧位。

位置：在正中线上，位于上星穴后 2.5cm。《针灸甲乙经》："在上星后一寸骨间陷者中。"

方向：直刺（小儿在 1 岁半以前，前囟未闭合时应禁刺，防止误刺入脑）。

深度：1cm。

反应：局部抽麻。

神经：分布着三叉神经第 1 支之额支。

主治：前头痛、癫痫、幻觉、妄想、结膜炎、鼻炎、青光眼等。

4. 前顶

名义：古人将头顶部分为顶前部和顶后部，该气穴位于顶前部，故名"前顶"。

体位：坐位。

位置：在正中线上，位于囟会穴后 3.5cm。《针灸甲乙经》："在囟会后一寸五分，骨间陷者中。"

方向：直刺。

深度：1cm。

反应：局部抽麻。

神经：分布着三叉神经第 1 支之额支。

主治：癫痫、头顶痛等。

5. 百会

名义：该气穴名是根据其对多种病症有显著疗效而定的。针刺该部位能治疗多种病症，全身多条经脉必然与其有关，故名"百会"。

体位：坐位或卧位。

位置：在正中线上，位于前顶穴直后 3.5cm。《针灸甲乙经》："在前顶后一寸五分，顶中央旋毛中陷，可容指。"

方向：直刺，可向四周斜刺。

深度：直刺 1cm，斜刺 2 ～ 3cm。

反应：局部抽麻。

神经：分布着三叉神经第 1 支之额支及枕大神经分支。

主治：昏迷、中风、癫痫、失眠、小儿夜尿、皮层性排尿障碍、阳痿、遗精、脱肛等。

6. 后顶

名义：古人将头顶部分为顶前部和顶后部，该气穴位于顶后部，故名"后顶"。

体位：坐位。

位置：在正中线上，位于百会穴后 4.5cm。《针灸甲乙经》："在百会后一寸五分，枕骨上。"

方向：直刺，可前后斜刺。

深度：1cm，斜刺 2 ～ 3cm。

反应：局部抽麻。

神经：分布着枕大神经、耳颞神经。

主治：昏迷、中风、癫痫、小儿夜尿、皮层性排尿障碍、阳痿、遗精等。

7. 强间

名义：该气穴名是根据其对某些病症有显著疗效而定的。强，指健壮、有力、好之意；间，指空间、期间等。"强间"的直意是好的空间。此处"强间"的真正含义是治疗某些病症的好部位。

体位：坐位。

位置：在正中线上，位于后顶穴后 4.5cm。《针灸甲乙经》："在后顶后一寸五分。"

方向：直刺。

深度：1cm。

反应：局部抽麻胀。

神经：分布着枕大神经。

主治：后枕部痛、癫痫、视力障碍等。

8. 脑户

名义：该气穴名是根据其位于头颅的后囟位置而定的。小儿在 1 岁前未彻底闭合，为此古人将此处称为"脑户"——通向脑的门户。

体位：坐位。

位置：在正中线上，位于强间穴后 4.5cm。《针灸甲乙经》："在枕骨上强间后一寸五分。"

方向：直刺。

深度：1cm。

反应：局部抽麻、胀。

神经：分布着枕大神经。

主治：后枕部头痛、白内障、皮层性视力障碍等。

9. 曲差

名义：该气穴名是根据其对神和智有关病症疗效显著而定的。曲，有曲折之意；差，有派遣做事之意。"曲差"即人能完成曲折差事的部位。

体位：坐位。

位置：在正中线两旁各 2cm 的前额发际。《针灸甲乙经》："挟神庭两旁各一寸五分，在发际。"

方向：直刺。

深度：1cm。

反应：局部胀痛、抽麻。

神经：分布着三叉神经第 1 支之额支及面神经颞支。

主治：癫痫、前头痛、结膜炎、鼻炎、过敏性哮喘、胸部不适、肺结核等。

10. 五处

名义：针刺该部位，对多处病症有效，特命名"五处"。处，处所；"五处"的直意是 5 个处所。在此"五处"之真正含义是治疗多处病症的好部位。

体位：坐位。

位置：在正中线旁 2cm，位于曲差穴上 3.5cm。《针灸甲乙经》："在督脉旁去上星一寸五分。"

方向：直刺。

深度：1cm。

反应：局部胀痛。

神经：分布着三叉神经第 1 支之额支、面神经颞支。

主治：结膜炎、鼻炎、过敏性哮喘、癫痫、精神分裂症等。

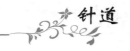

11. 承光

名义：针刺该部位对某些视力障碍有效，特命名"承光"。"承光"的直意即是承受光线。其真正的含义是针刺该部位可治疗视力障碍。

体位：坐位。

位置：在正中线旁2cm，位于五处穴后3.5cm。《针灸甲乙经》："在五处后二寸。"

方向：直刺。

深度：1cm。

反应：局部抽麻。

神经：分布着三叉神经第1支之额支、面神经颞支。

主治：前头痛、鼻炎、结膜炎、癫痫、精神分裂症等。

12. 通天

名义：针刺该部位对某些病症疗效较好，为了形容该部位作用强大，特命名"通天"。

体位：坐位。

位置：在正中线旁2cm，承光穴后3.5cm。《针灸甲乙经》："在承光后一寸五分。"

方向：直刺。

深度：1cm。

反应：局部抽麻。

神经：分布着枕大神经。

主治：中枢性瘫痪、癫痫等。

13. 络却

名义：该气穴名是根据治疗的主症而定的。络，联络；却，退却。"络却"即联络退却。其真正含义是针刺该部位对人的思维、判断、分析障碍等有显著疗效。

体位：坐位。

位置：在正中线旁2cm，玉枕穴上3cm。《针灸甲乙经》："在通天后一寸三分。"

方向：直刺。

深度：1cm。

反应：局部抽麻。

神经：分布着枕大神经。

主治：癫痫、记忆力减退、后头痛等。

14. 玉枕

名义：该气穴名是根据其所在部位的骨名而定的。枕骨两旁突起者，称玉枕骨，该穴位于玉枕骨上，特命名"玉枕"。

体位：坐位。

位置：在脑户穴旁开 2cm。《针灸甲乙经》："在络却后七分，挟脑户旁一寸三分，起肉枕骨，入发际三寸。"

方向：直刺。或往下斜刺。

深度：1～1.5cm。

反应：局部抽麻。

神经：分布着枕大神经。

主治：皮层性视力障碍、青光眼、白内障、结膜炎、后头痛、眩晕等。

15. 头临泣

名义：该气穴名是根据其对眼病有效而定的。针刺该部位可调治眼流泪等疾，特命名"头临泣"。临，调治；泣，流泪。"头临泣"即是头部调治眼病之部位。

体位：坐位。

位置：在瞳孔直上，入发际 1cm。《针灸甲乙经》："当目上眦，直入发际五分陷者中。"

方向：直刺。

深度：1cm。

反应：局部抽麻。

神经：分布着三叉神经第 1 支之额支和面神经颞支。

主治：结膜炎，青光眼，前头痛，急、慢性胃炎，胃痛，精神分裂症，癔

症等。

16. 目窗

名义：该气穴名是根据其对某些眼病的特殊疗效而定的。针刺该部位对某些眼病疗效较好，认为此处为目的窗口，故名"目窗"。

体位：坐位。

位置：在头临泣后 2.5cm。《针灸甲乙经》："在临泣后一寸。"

方向：直刺。

深度：1cm。

反应：局部抽麻。

神经：分布着三叉神经第 1 支之额支。

主治：结膜炎、青光眼、前头痛、精神分裂症、癔症等。

17. 正营

名义：该气穴名是根据其对某些病症有显著疗效而定的。针刺该部位能使某些病症引起的与神相关的证候恢复正常，为了形容该部位之显著疗效，特命名"正营"。其意是能使神恢复正常的好部位。

体位：坐位。

位置：在目窗后 2.5cm。《针灸甲乙经》："在目窗后一寸。"

方向：直刺。

深度：1cm。

反应：局部抽麻。

神经：分布着三叉神经第 1 支之额支。

主治：前头痛、精神分裂症、癔症、结膜炎、癫痫等。

18. 承灵

名义：该气穴名是根据其对某些病症有显著疗效而定的。灵，是灵感、灵魂等与神有关的症状；承，承受、接受。"承灵"即能承受或接受灵感。其真正含义是针刺后能使与神有关的症状恢复正常。

体位：坐位。

位置：在正营后 3cm。《针灸甲乙经》："在正营后一寸五分。"

方向：直刺。

深度：1cm。

反应：局部抽麻。

神经：分布着枕大神经和颞神经分支。

主治：癫痫、偏瘫、麻木、耳鸣、眩晕等。

19. 脑空

名义：该气穴名是根据其对脑某些病症有显著疗效而定的。古人认为"孔"即"空"，如"骨空""脊骨空里髓"等，故"脑空"即"脑孔"之意。

体位：坐位。

位置：在玉枕穴平行往外移 2.5cm。《针灸甲乙经》："在承灵后一寸五分，挟玉枕骨下陷者中。"

方向：直刺。

深度：1cm。

反应：局部抽麻。

神经：分布着枕大神经。

主治：后头痛、感冒、小脑性共济失调等。

20. 本神

名义：该气穴名是根据其对神有特殊作用而定的。针刺该部位能使"神"恢复本来的面貌，特定名"本神"。

体位：坐位。

位置：位于前额发际，在头临泣穴向外 2cm 处（眼外眦直上）。《针灸甲乙经》："在曲差两旁各一寸五分，在发际。"

方向：沿皮刺。

深度：1cm。

反应：局部抽麻、胀痛。

神经：分布着三叉神经第 1 支之额支、面神经颞支。

主治：癫痫、癔症、精神分裂症、功能性子宫出血、急性膀胱炎、阳痿、遗精等。

21. 浮白

名义：该气穴名是根据其对某些病症有显著疗效而定的。浮，漂，又指超过、多余；白，明白、清楚。"浮白"即浮起明白。其实际含义是针刺该部位能使人头脑清楚明白。

体位：坐位。

位置：在脑空穴平行向外 2.5cm 处。《针灸甲乙经》："在耳后入发际一寸五分。"

方向：直刺。

深度：1cm。

反应：局部胀痛、抽麻。

神经：分布着枕小神经、枕大神经。

主治：记忆力减退、思维障碍、耳鸣、耳聋、小脑性共济失调、扁桃体炎等。

22. 头窍阴

名义：针刺该部位对耳部病症有显著疗效，特命名"头窍阴"。即头部治疗耳病的好部位。

体位：坐位。

位置：在浮白穴和完骨穴中间。《针灸甲乙经》："在完骨上，枕骨下。"

方向：直刺。

深度：1cm。

反应：局部抽麻。

神经：分布着枕小神经、枕大神经。

主治：耳鸣、耳聋、三叉神经第 3 支痛、吞咽困难、流口水、小脑性共济失调、扁桃体炎，以及脑干病变引起的四肢痉挛性瘫痪等。

23. 头维

名义：该气穴名是根据其对某些脑病疗效显著而定的。针刺该部位能治疗脑部多种病症，使其功能恢复正常，特定名"头维"。维，维护，维持。"头维"即头维护之部位。

体位：坐位。

位置：在颔厌穴前上 2cm。《针灸甲乙经》："在额角发际挟本神两旁各一寸五分。"

方向：直刺。

深度：1cm。

反应：局部抽麻。

神经：分布着面神经颞支，三叉神经第 1 支、第 2 支。

主治：前头痛、偏头痛、结膜炎、面神经麻痹等。

24. 率谷

名义：该气穴名是根据大脑的特殊标志——外侧裂而定的。谷，指两山或两块高地中间狭长而有出口的地带；率，带领，率领。"率谷"即率领的谷，即最大谷也。解剖学证实，在率谷穴直下的脑正是外侧裂，说明古人已经发现人的大脑有最大的裂，特命名"率谷"。

体位：坐位。

位置：在耳尖直上，入发际 1.5 寸。《针灸甲乙经》："在耳上入发际一寸五分。"

方向：直刺。

深度：1cm。

反应：局部抽麻。

神经：分布着耳颞神经和枕大神经吻合支。

主治：偏头痛、眩晕、呕吐、小儿惊风等。

25. 悬颅

名义：该气穴名较特殊，从字面上看是悬吊的颅。分析该气穴名，可能来源于两种情况：①根据临床疗效而定。即针刺该部位，对头面部某些病引起的证候疗效较好，特定名"悬颅"。②根据对大脑皮层功能定位的研究，此部位直下大脑皮层的功能是主管头颅的部位，似头颅悬挂之处，特命名"悬颅"。当然，也可能该命名与上述两种原因均有关。

体位：坐位。

位置：在颔厌至悬厘之间。《针灸甲乙经》："在曲周颞颥中。"

方向：直刺或向前下横刺。

深度：1～2cm。

反应：局部抽麻、胀痛。

神经：分布着面神经颞支，三叉神经第 2 支、第 3 支。

主治：偏头痛、面神经麻痹、面部感觉异常、运动性失语等。

26. 悬厘

名义：该气穴名较特殊，根据字面分析：悬，悬吊；厘，厘米。悬厘即悬吊厘米。这里指距悬颅穴仅差厘米之意。因悬是悬颅的简称，由此而知，应是先有悬颅穴，然后才有悬厘穴。

体位：坐位。

位置：在曲鬓穴前上 1.5cm。《针灸甲乙经》："在曲周颞颥下廉。"

方向：直刺或往前下横刺。

深度：1～2cm。

反应：局部胀痛、抽麻。

神经：分布着面神经颞支、三叉神经第 3 支。

主治：耳鸣、耳聋、面神经麻痹、运动性失语等。

二、耳区

耳区共 13 个气穴。

1. 天容

名义：针刺该部位，对耳、面、颈部某些病症有显著疗效，形容该部位疗效好而广泛，特定名"天容"。

体位：坐位。

位置：在耳垂根下 1cm 凹陷处。《针灸甲乙经》："在耳曲颊后。"

方向：垂直刺入。

深度：1～3cm。

反应：抽麻感可扩散到面、颈部。

神经：分布着耳大神经。

主治：耳鸣、耳聋、内耳痛、腮腺炎、颈项部疼痛、三叉神经痛等。

2. 听会

名义：针刺该部位能治愈耳部多种病症，使听力恢复，特定名"听会"。

体位：坐位。

位置：在耳屏前下方，屏间切迹前方，下颌关节突后缘凹陷处。《针灸甲乙经》："在耳前陷者中，张口得之，动脉应手。"

方向：垂直刺入。

深度：1～1.5cm。

反应：胀痛麻感可传至耳内。

神经：分布着三叉神经第3支的耳颞神经。

主治：耳鸣、耳聋、外耳道炎、中耳炎、面神经麻痹等。

3. 听宫

名义：针刺该部位能治愈耳部多种病症，使听力恢复，特定名"听会"。

体位：坐位。

位置：在耳屏前缘正中，下颌关节突后缘。《针灸甲乙经》："在耳中珠子大，状如赤小豆。"

方向：张口，垂直刺入。

深度：1～1.5cm。

反应：抽麻感有时可扩散至耳内。

神经：分布着三叉神经第3支的耳颞神经。

主治：耳鸣、耳聋、外耳道炎、上牙痛等。

4. 耳门

名义：针刺该部位能治愈耳部多种病症，古人认为此处是通向耳的门户，特定名"耳门"。

体位：坐位。

位置：在颧骨弓后缘上方的凹陷处。《针灸甲乙经》："在耳前起肉当耳缺者。"

方向：垂直刺入。

深度：1 ～ 1.5cm。

反应：抽麻感可传至耳内。

神经：分布着三叉神经第 3 支的耳颞神经。

主治：耳鸣、耳聋、外耳道炎、中耳炎、上牙痛等。

5. 和髎

名义：针刺该部位对某些病有显著疗效，特定名"和髎"。和，调解、和解等；髎，指会、孔。"和髎"即和解之孔，这里是能调解之部位。

体位：坐位。

位置：在上耳廓根之前，颞骨颧突起始部上方，鬓发之后，指尖掐得凹陷处。《针灸甲乙经》："在耳前兑发下横动脉。"

方向：直刺。

深度：1cm。

反应：局部抽麻。

神经：分布着三叉神经第 3 支的耳颞神经及面神经的颞支。

主治：颞部头痛、耳鸣、外耳道炎、面神经麻痹、三叉神经痛等。

6. 曲鬓

名义：该气穴名是根据其位于头发鬓角部位而定的。曲，弯曲；鬓，鬓发。曲鬓即此穴位于鬓发弯曲部位。

体位：坐位。

位置：在角孙穴平行往前移的发际内。《针灸甲乙经》："在耳上入发际，央隔陷者中，鼓颔有空。"

方向：垂直刺入。

深度：1cm。

反应：局部抽麻。

神经：分布着三叉神经第 3 支的耳颞神经及面神经颞支。

主治：颞部痛、偏头痛、头项痛等。

7. 角孙

名义：该气穴名是根据其位于耳上角及孙络之脉部位而定的。《灵枢·寒热》中"足太阳有入频遍齿者，名曰角孙"即是佐证。

体位：坐位。

位置：在耳尖正上方发际处，开闭口时能触得牵动。《针灸甲乙经》："在耳廓中间，开口有孔。"

方向：直刺。

深度：0.5cm。

反应：局部抽麻。

神经：分布着三叉神经第 3 支的耳颞神经和枕小神经。

主治：耳鸣、外耳道炎等。

8. 颅息

名义：该气穴名是根据其对小儿惊痫等症有显著疗效而定的。因治愈惊痫可使抽风停息，为了肯定该疗效，特命名"颅息"。

体位：坐位。

位置：在角孙穴后下方，耳廓根后缘，约与耳道平行线交叉。《针灸甲乙经》："在耳后间青络脉。"

方向：直刺。

深度：0.5cm。

反应：局部抽麻。

神经：分布着枕下神经。

主治：耳鸣、耳聋、偏头痛、惊痫等。

9. 瘈脉

名义：该气穴名是根据其能治疗小儿癫痫而定的。古人认为针刺该部位治疗小儿癫痫有显著疗效，特命名"瘈脉"。

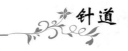

体位：坐位。

位置：在外耳道平行往后，与耳廓根的后缘相交叉点。《针灸甲乙经》："在耳本后鸡足青络脉。"

方向：直刺。

深度：0.5cm。

反应：局部抽麻。

神经：分布着耳大神经。

主治：耳鸣、耳聋、项枕部痛、小儿癫痫等。

10. 翳风

名义：针刺该部位能治愈由风引起的口眼㖞斜等症，特命名"翳风"。翳，有遮盖之意。"翳风"指针刺该部位后能将由风引起的口眼㖞斜遮盖住（治愈）。

体位：坐位。

位置：在耳垂根部后方的凹陷处，乳突和下颌支的中间。《针灸甲乙经》："在耳后陷者中。"

方向：直刺。

深度：1～1.5cm。

反应：抽麻感有时可传到面部。

神经：分布着耳大神经，深部有面神经通过。

主治：耳鸣、耳聋、中耳炎、腮腺炎、面神经麻痹、三叉神经痛、口腔炎等。

11. 上关

名义：该气穴名主要是根据其位于下关穴之上而定的。

体位：坐位。

位置：在下关穴直上的颧弓上缘外。《针灸甲乙经》："在耳前上廉起骨端，开口有孔。"

方向：直刺。

深度：0.5cm。

反应：局部抽麻。

神经：分布着面神经颞支、三叉神经第 3 支。

主治：耳鸣、耳聋、面神经麻痹、牙痛等。

12. 完骨

名义：该气穴名是根据其所在部位而定的。完是完成之意；骨是指此处高起之骨，即乳突。"完骨"即在此高起之骨完成治疗。

体位：坐位或侧卧位。

位置：风池穴平行向外，胸锁乳突肌后缘。即在乳突的后下方凹陷处。《针灸甲乙经》："在耳后，入发际四分。"

方向：直刺。

深度：2 ～ 2.5cm。

反应：局部抽麻等。

神经：分布着耳大神经及枕小神经。

主治：耳聋、耳鸣、中耳炎、面肌痉挛、偏头痛、舌咽神经麻痹等。

13. 天牖

名义：该气穴名是根据其对颈、肩、咽喉、五官等多种病症有效而定的。"天"指高部。"牖"有窗口之意。"天牖"直意是天窗，真实含义是治病的好部位。

体位：坐位或侧卧位。

位置：在天柱和天容连线上，胸锁乳突肌后缘。《针灸甲乙经》："在颈筋间，缺盆上，天容后，天柱前，完骨后，发际上。"

方向：直刺。

深度：2 ～ 2.5cm。

反应：局部有抽麻感等。

神经：分布着耳大神经和枕小神经。

主治：中耳炎、耳聋、耳鸣、口腔炎、喉炎、偏头痛、颈项疼痛等。

三、眼区

眼区共 8 个气穴。

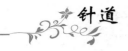

1. 睛明

名义：针刺该部位能治愈部分眼病，使视力恢复正常，故命名"睛明"。

体位：坐位或卧位。

位置：在目内眦旁约 0.3cm 处。《针灸甲乙经》："在目内眦外。"

方向：直刺。

深度：0.5cm。

反应：局部胀痛。

神经：分布着三叉神经第 1 支的滑车下神经。

主治：结膜炎、球结膜充血、视网膜炎、视神经萎缩等。

2. 攒竹

名义：该气穴名主要是根据其对某些眼病有显著疗效而定的。攒，积攒；竹，常绿多年生植物，质地坚硬。"攒竹"的直意是积攒了常年绿、质地坚硬之物，这里指针刺后能保持良好的视力。

体位：坐位。

位置：在眼眉内侧缘凹陷处。《针灸甲乙经》："在眉头陷者中。"

方向：直刺。

深度：0.5cm。

反应：局部抽、胀、痛。

神经：分布着三叉神经第 1 支的额支。

主治：结膜炎、面神经麻痹等。

3. 阳白

名义：针刺该部位能治愈部分眼病，使眼看东西清楚明白，简称"白"；又因视力恢复范围较大，在阳面都可看清，故特命名"阳白"。

体位：坐位。

位置：在眉毛中间直上 2cm。《针灸甲乙经》："在眉上一寸直瞳子。"

方向：直刺。

深度：0.5 ～ 1cm。

反应：局部抽麻。

神经：分布着额神经分支。

主治：目眩、流泪、眼痛、前额痛、三叉神经第 1 支痛等。

4. 鱼腰

名义：该气穴名是因其位于眉毛中部而定的。因眉毛形如鱼，中间似腰部，特命名"鱼腰"。

体位：坐位。

位置：在眉毛中间，指尖掐得凹陷处。

方向：直刺或由内向外横刺。

深度：0.5 ～ 1cm。

反应：抽麻可传至前额。

神经：分布着三叉神经第 1 支的额神经。

主治：对三叉神经第 1 支痛有特效；前额痛、面神经麻痹、结膜炎等。

5. 丝竹空

名义：根据该气穴在眉梢而定名。丝，纤细之眉毛；竹，竹叶；空，凹陷。纤细眉毛聚集形状如竹叶，该气穴在眉毛梢凹陷处，特命名"丝竹空"。

体位：坐位。

位置：在眉梢外陷者中。《针灸甲乙经》："在眉后陷者中。"

方向：直刺。

深度：1cm。

反应：局部抽麻。

神经：分布着三叉神经第 1 支的额支。

主治：结膜炎、视神经萎缩、视网膜炎等。

6. 瞳子髎

名义：该气穴名主要是根据其对眼病有特殊疗效而定的。瞳子，瞳孔；髎，会，孔。"瞳子髎"指治疗眼病的气穴。

体位：坐位。

31

位置：在目眦水平往外骨凹陷处。《针灸甲乙经》："在目外去眦五分。"

方向：直刺。

深度：0.5cm。

反应：局部抽麻。

神经：分布着面神经颧支、三叉神经第2支。

主治：角膜炎、视网膜炎、球结膜充血、结膜炎、视神经萎缩、三叉神经痛、面神经麻痹等。

7. 承泣

名义：针刺该部位能使口眼㖞斜等病症恢复，平时无眼泪往外流，故命名"承泣"。

体位：坐位。

位置：在瞳孔直下的眶下缘处。《针灸甲乙经》："在目下七分，直目瞳子。"

深度：0.5～1cm。

反应：眼局部抽麻。

神经：分布着三叉神经第2支的眶下神经。

主治：角膜炎、结膜炎、视网膜炎、眼肌痉挛等。

8. 四白

名义：针刺该部位能使某些眼病引起的视力障碍痊愈，康复后的患者看四面八方都非常清楚明白，特命名"四白"。

体位：坐位。

位置：在瞳孔直下约2cm的颧骨下缘。《针灸甲乙经》："在目下一寸，向烦骨（即颧骨）颧空。"

方向：垂直刺入皮下，然后改变方向，使针尖向外上，即可使针刺入上颌骨前面的眶下孔。

深度：1～1.5cm。

反应：局部抽麻，感觉有时可传到门牙。

神经：分布着三叉神经第2支的眶下神经。

主治：结膜炎、视神经萎缩、面神经麻痹、三叉神经第 2 支痛、上颌窦炎、鼻炎等。

四、鼻区

鼻区共 5 个气穴。

1. 素髎

名义：针刺该部位对鼻的某些病症有显著疗效，特命名"素髎"。素，素菜类食品；髎，指会、孔、缝。"素髎"的直意即是素菜类之孔。其真正含义是治疗鼻某些病症的好部位，针刺后能嗅到各种菜味的部位。

体位：坐位。

位置：在鼻尖。《针灸甲乙经》："在鼻柱上端。"

方向：垂直刺入。

深度：0.3cm。

反应：局部胀痛。

神经：分布着三叉神经第 1 支的鼻睫状神经。

主治：急性鼻炎、鼻塞、鼻出血、鼻息肉、嗅觉减退等。

2. 迎香

名义：针刺该部位对鼻的某些病症有显著疗效，故名"迎香"。因针刺该部位可使某些鼻病治愈，嗅觉恢复，能闻到各种味道，特别是能闻到香味，特命名"迎香"。

体位：坐位。

位置：在鼻孔侧上方的凹陷中。《针灸甲乙经》："在禾髎上鼻孔下旁。"

方向：垂直刺入。

深度：0.5cm。

反应：局部抽麻。

神经：分布着面神经颊支和三叉神经第 2 支的眶下神经。

主治：急性鼻炎、过敏性鼻炎、鼻塞、嗅觉减退、面神经麻痹、感冒、哮

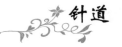

喘等。

3. 口禾髎

名义：针刺该部位能治愈某些鼻病，故名"禾髎"。禾，指谷类的总称；髎，会、孔。"禾髎"的直意是各类大孔，这里指针刺后能闻到各种气味的好部位。

体位：坐位。

位置：在迎香穴的垂线和水沟穴平行线的交叉点。《针灸甲乙经》："在直鼻孔下挟水沟旁五分。"

方向：垂直刺入。

深度：0.3～0.5cm。

反应：局部抽麻。

神经：分布着三叉神经第2支的眶下神经。

主治：急、慢性鼻炎，鼻塞，鼻出血，嗅觉减退，面神经麻痹等。

4. 水沟

名义：该气穴名是根据其所在部位而定的，位于鼻唇沟中。鼻唇沟两侧高、中间低，似流水的沟，特命名"水沟"。

体位：坐位。

位置：在鼻柱下缘凹陷处。《针灸甲乙经》："在鼻柱下人中。"

方向：垂直刺入。

深度：0.5～1cm。

反应：局部胀痛。

神经：分布着三叉神经第2支和面神经颊支。

主治：晕厥、虚脱、昏迷、精神失常、鼻炎、鼻出血等。癫痫大发作时，针刺该气穴能立刻缓解。

5. 巨髎

名义：针刺该部位对口、鼻部某些病症有显著疗效，特命名"巨髎"。巨，巨大；髎，会、孔。"巨髎"即治疗某些病症的孔穴。

体位：坐位。

位置：在瞳孔中央的垂线和鼻翼下缘平行线的交叉点。《针灸甲乙经》："在挟鼻孔旁八分，直瞳子。"

方向：垂直刺入。

深度：0.5～1cm。

反应：局部抽麻。

神经：分布着面神经颊支和三叉神经第2支的眶下神经。

主治：鼻出血、上颌窦炎、牙痛、三叉神经痛、面神经麻痹等。

五、口区

口区共6个气穴。

1. 兑端

名义：该气穴名是根据其对口眼㖞斜有特殊疗效而定的。兑，交换；端，端正，不㖞斜。"兑端"即变成端正。这里指治疗口眼㖞斜，使鼻唇端正的部位。

体位：坐位。

位置：在上唇上缘的鼻正中沟内。《针灸甲乙经》："在唇上端。"

方向：直刺。

深度：0.5～1cm。

反应：局部胀痛。

神经：分布着面神经颊支和眶下神经上唇支。

主治：门牙痛、面神经麻痹、鼻出血等。

2. 地仓

名义：针刺该气穴能使口唇活动障碍恢复，吃饭时口中的食物不往外漏，形容口腔内容物之多似"仓"，又因其位于下唇部，故命名"地仓"。

体位：坐位。

位置：在口角旁1cm。《针灸甲乙经》："挟口旁四分。"

方向：直刺。

深度：1cm。

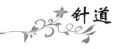

反应：局部抽麻。

神经：分布着三叉神经第 2、第 3 支，面神经颊支。

主治：面神经麻痹、三叉神经痛、语言障碍、口腔炎等。

3. 承浆

名义：面神经麻痹，口唇功能障碍，吃饭时饭浆往外漏，该气穴名是因其对上述病症有特殊疗效而定的。针刺后能使口唇肌力恢复正常，吃饭时饭浆不往外漏，口唇能承受饭浆，故命名"承浆"。

体位：坐位。

位置：在下嘴唇下方凹陷处的中央。《针灸甲乙经》："在颐前唇之下。"

方向：直刺。

深度：0.3 ～ 0.5cm。

反应：局部胀痛。

神经：分布着三叉神经第 3 支及面神经分支。

主治：牙痛、面神经麻痹、癫痫、虚脱等。

4. 大迎

名义：针刺该气穴能治愈口眼㖞斜，大笑时即正常，能出头露面迎接客人，特命名"大迎"。

体位：坐位。

位置：在下颌角前凹陷处，即咬肌附着部前缘。《针灸甲乙经》："在曲颔前一寸三分，骨陷者中，动脉。"

方向：直刺。

深度：1 ～ 0.5cm。

反应：局部抽麻。

神经：分布着面神经下颌缘支、三叉神经第 3 支。

主治：面神经麻痹、牙痛、腮腺炎、三叉神经第 3 支痛等。

5. 颊车

名义：针刺该气穴对口眼㖞斜、牙痛、三叉神经痛等病症有显著疗效，部分

36

患者能痊愈。古人认为该部位似车的颊部，能使颊部功能像车一样移动，特命名"颊车"。

体位：坐位。

位置：在下颌的前下方，咬肌附着部，上牙咬紧时出现肌肉隆起，压之有凹陷处。《针灸甲乙经》："在耳下曲颊端陷者中，开口有孔。"

方向：直刺。

深度：1 ～ 1.5cm。

反应：局部抽麻。

神经：分布着三叉神经咬肌神经、面神经下颌缘支、三叉神经第 3 支。

主治：面神经麻痹、牙痛、三叉神经第 3 支痛等。

6. 下关

名义：该气穴名是根据其位于下颌的关节处而定的。

体位：坐位。

位置：在耳前下颌关节突的稍前方，颧弓下方的凹陷中，即颧弓下缘和下颌切迹围成的空间内。《针灸甲乙经》："在客主人下，耳前动脉下空下廉，合口有孔，张口即闭。"

方向：直刺。

深度：1cm。

反应：抽麻感可扩散到面部。

神经：分布着面神经颧支、三叉神经第 3 支。

主治：周围性面神经麻痹、面肌抽搐、牙痛、耳鸣、三叉神经痛等。

六、颈部

颈部气穴共 9 个。

1. 天鼎

名义：该气穴名是根据其对咽喉部和颈部病症有显著疗效而定的，古人为了肯定其疗效，特命名为"天鼎"。"天"有大、上的意思，"鼎"有兴盛、强大、盛大

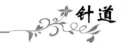

之意。"天鼎"的直意是似天一样盛大，其真正含义是对治疗咽喉、颈部病症有非常重要的意义。

体位：侧卧位或坐位。

位置：在胸锁乳突肌后缘和甲状软骨下缘往后延伸平行线的交叉点。《针灸甲乙经》："在缺盆上，直扶突，气舍后一寸五分。"

方向：直刺。

深度：1～2cm。

反应：颈部有抽麻感等。

神经：分布着颈皮神经，深处有膈神经和臂丛神经。

主治：扁桃体炎、咽炎、舌咽神经麻痹、颈淋巴结核等。

2. 人迎

位置：《针灸甲乙经》曰："一名天五会，在颈大脉，动应手，挟结喉，以候五脏气，足阳明脉气所发。禁不可灸，刺入四分，过深不幸杀人。"

主治：高血压等。

注意：慎用。

3. 扶突

名义：该气穴是根据其对颈部病症有显著疗效而定的。正常时双侧胸锁乳突肌是突起的，但患病如副神经麻痹时胸锁乳突肌即下陷，针刺该部位能帮助胸锁乳突肌突起，特定名为"扶突"。因"扶"有支持、帮助、扶持之意，"突"有突起、突变之意。该名直意是帮助突起，真实含义是治疗胸锁乳突肌瘫痪的好部位。后来在临床实践中还发现其对咽喉部病症有疗效。

体位：坐位或侧卧位。

位置：在甲状软骨上缘平行处往外至胸锁乳突肌中央凹陷处。《针灸甲乙经》："在人迎后一寸五分。"

方向：直刺。

深度：1～2cm。

反应：局部抽麻。

神经：有迷走神经通过。分布着颈皮神经和支配胸锁乳突肌的副神经。

主治：副神经麻痹、扁桃体炎、咽炎、舌咽神经麻痹、感冒、颈淋巴结核等。

4. 天窗

名义：该气穴名是根据其对颈部、咽喉部病症有显著疗效而定的，古人为了肯定该部位疗效，特命名为"天窗"。"天"有大、上的意思；"窗"是房屋、车、船等通气透光的装置。这里指针刺后可使颈部和咽喉部某些病症能恢复正常之部位。

体位：坐位或侧卧位。

位置：在胸锁乳突肌后缘的中点。《针灸甲乙经》："在曲颊下，扶突后，动脉应手陷者中。"

方向：直刺。

深度：1～2cm。

反应：局部抽麻等。

神经：此处是颈皮神经、耳大神经、枕小神经、锁骨上神经丛、颈神经丛的发出部。

主治：扁桃体炎、咽炎、舌咽神经麻痹、牙周炎、神经性耳聋、耳鸣、颈项部和肩胛部疼痛等。

5. 缺盆

名义：该气穴名是根据穴位所在部位而定的。因该穴在锁骨上窝，其凹陷如盆状，此处似缺个盆状物，特定名为"缺盆"。

体位：坐位或侧卧位。

位置：在锁骨上窝中央，胸锁乳突肌后方凹陷处。《针灸甲乙经》："在肩上横骨陷者中。"

方向：直刺。

深度：1～1.5cm。

反应：局部抽麻等。

神经：分布着锁骨上神经，深部有臂神经丛由锁骨上部通过。

主治：扁桃体炎、咽炎、感冒、胸膜炎、胸痛、肩颈部疼痛、颈淋巴结核等。

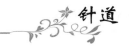

6. 风府

名义：该气穴名是根据其对某些风引起的病症有显著疗效而定的。针刺该部位对中风引起的语言障碍、肢体活动障碍疗效较好。古人为了肯定该部位的作用，特命名为"风府"，即该穴是治疗风病之府。

体位：坐位微低头或侧卧位。

位置：在枕外隆凸直下的凹陷处。《针灸甲乙经》："在项上，入发际一寸，大筋内宛宛中。"

方向：直刺。

深度：2～2.5cm。

反应：局部抽麻感。注意防止出现触电感。

神经：分布着颈神经后支和枕大神经。深部为延髓和脊髓的交界处，故禁止深刺。

主治：精神分裂症、反应性精神病、发音障碍、舌咽神经麻痹、扁桃体炎、咽炎等。

7. 哑门

名义：该气穴名是根据其对不能说话或说不出话有治疗效果而定的。"哑"指不能说话或说不出话；"门"指门户。"哑门"的直意是治疗哑病的门户。临床实践证明，该气穴对脑血管疾病后组颅神经功能障碍引起的发音不能或障碍有显著疗效；对先天性疾病引起的聋哑，特别是完全聋哑者，疗效较差或无效。

体位：侧卧位或坐位头微低。

位置：在第1颈椎棘突上缘。《针灸甲乙经》："在后发际宛宛中。"

方向：直刺。

深度：2～2.5cm。

反应：局部抽麻等。注意防止出现触电感。

神经：分布着颈神经后支。深部通过第1颈椎和第2颈椎之间，椎管内有颈髓，故禁止针刺过深，以防刺伤颈髓。

主治：精神分裂症、反应性精神病、脑血栓形成、脑出血、舌咽神经麻痹、脑膜炎、脊髓炎、扁桃体炎等。

8. 天柱

名义：该气穴名是根据其对后颅病变引起躯体四肢平衡障碍有显著疗效而定的。针刺该部位对小脑疾病引起的平衡障碍，即步态不稳或不能行走，有显著疗效。为了肯定该部位疗效，特命名为"天柱"。"天"有大、上之意；"柱"指柱子，是建筑物中直立起支撑作用的构件。"天柱"即天大的柱子。其真实含义即在该部位针刺后，步态不稳或不能行走等症状可以很快恢复。这种疗效的快速出现，就好像人体用天大的柱子进行支撑一样。

体位：坐位或侧卧位。

位置：在哑门穴平行往外，斜方肌外缘凹陷处。《针灸甲乙经》："在挟项后发际，大筋外廉陷者中。"

方向：直刺。

深度：2～3cm。

反应：局部抽麻等。

神经：分布着颈神经后支和枕小神经。

主治：小脑病损引起的平衡障碍、枕后疼痛、颈后疼痛、咽炎、扁桃体炎等。

9. 风池

名义：该气穴名是根据其对风引起的一些病症有显著疗效而定的，古人为了肯定该部之作用，特命名为"风池"。"风"，中医认为能引起多种病症；"池"即指池塘。"风池"的含义是治疗风引起病症的部位。

体位：坐位或侧卧位。

位置：在风府穴平行往外，斜方肌和胸锁乳突肌之间的陷处。《针灸甲乙经》："在颞颥后发际陷者中。"

方向：直刺。

深度：2～3cm。

反应：局部抽麻等。

神经：分布着枕小神经和枕大神经。

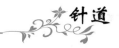

主治：感冒后引起的头痛、枕大神经痛（炎）、颈部和肩背部痛、脑出血、脑血栓形成、脑膜炎等。

第二节　肩及上肢部

肩及上肢部气穴共 72 个。

一、肩区

肩区气穴共 13 个。

1. 肩井

名义：针刺该部位对肩部某些病症有显著疗效，故名"肩井"。井，指人工挖成能取出水的深洞，或指整齐、有秩序。"肩井"即肩部的井。其真正含义是治疗肩部病症的好部位。

体位：坐位。

位置：在肩上，约大椎与肩峰的中点。《针灸甲乙经》："在肩上陷者中，缺盆上大骨前。"

方向：垂直刺入。

深度：2 ～ 3cm。

反应：局部抽麻。

神经：分布着锁骨上神经、副神经、肩胛背神经和肩胛上神经。

主治：头颈肩背痛、上肢瘫痪等。

2. 肩贞

名义：因针刺该部位对某些肩部病症有显著疗效，故名"肩贞"。贞，坚贞不屈。"肩贞"即肩部坚贞不屈。其真正含义是针刺该部位后，能使肩活动正常、有力。

体位：坐位。

位置：肩关节后下方，当上臂内收时，在腋后纹头向上 2.5cm 处。《针灸甲乙经》："在肩曲胛下，两骨解间，肩髃后陷者中。"

方向：垂直刺入。

深度：3～5cm。

反应：抽麻感可传至小指。

神经：分布着肩胛下神经、腋神经、臂内侧皮神经和肋间神经。

主治：肩关节周围炎、臂丛神经炎、偏瘫时肩关节活动障碍等。

3. 巨骨

名义：该气穴名是根据其所在部位的骨名而定的。

体位：坐位。

位置：在肩关节内方，锁骨与肩胛冈接合部的凹陷处。《针灸甲乙经》："在肩端上行两叉骨间陷者中。"

方向：垂直刺入。

深度：2～3cm。

反应：肩部抽麻。

神经：分布着锁骨上神经和腋神经。

主治：肩关节周围炎、臂丛神经炎、上肢瘫痪时肩关节活动障碍、颈淋巴结核等。

4. 天髎

名义：针刺该部位对肩部某些病症有显著疗效，故名"天髎"。天，大、极；髎，会、孔。"天髎"即大会或大孔。其真正含义是治疗肩部病症的好部位。

体位：坐位。

位置：在肩井穴直下的肩胛冈上方1.5cm。《针灸甲乙经》："在肩缺盆中，毖骨之间陷者中。"

方向：垂直刺入。

深度：2～3cm。

反应：局部抽麻感。

神经：分布着锁骨上神经、副神经和肩胛上神经。

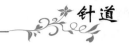

主治：肩关节周围炎、哮喘等。

5. 肩髃

名义：该气穴名是根据其所在部位而定的。髃，指髃骨。"肩髃"即肩部髃骨处。其实际含义是该部位为治疗肩部某些病症的好部位。

体位：坐位。

位置：在肩端，肩峰和肱骨大结节的骨缝间，举臂时指尖掐得凹陷处。《针灸甲乙经》："在肩端两骨间。"

方向：直刺或向下斜刺。

深度：2～3cm。

反应：局部抽麻。

神经：分布着腋神经、臂外侧皮神经和锁骨上神经。

主治：肩关节周围炎、臂丛神经炎、上肢瘫痪时肩关节活动障碍等。

6. 肩髎

名义：该气穴名是因其对肩部某些病症有显著疗效而命名的。"肩髎"即肩部孔穴。其实际含义是治疗肩部某些病症的孔穴。

体位：坐位。

位置：在肩峰后下方凹陷处。《针灸甲乙经》："在肩端臑上，斜举臂取之。"

方向：垂直刺入。

深度：2～3cm。

反应：局部抽麻。

神经：分布着肩胛上神经、腋神经、锁骨上神经和外侧皮神经。

主治：肩关节周围炎、臂丛神经炎、上肢瘫痪时肩关节活动障碍等。

7. 臑俞

名义：针刺该部位对肩部某些病症有显著疗效，特命名"臑俞"。

体位：坐位。

位置：在肩部后面，当肩胛冈中点的下方凹陷处。《针灸甲乙经》："在肩臑后大骨下，胛上廉，陷者中。"

方向：垂直刺入。

深度：3 ～ 4cm。

反应：抽麻感可传至上臂。

神经：分布着副神经分支、腋神经分支。

主治：肩关节周围炎、臂丛神经炎等。

8. 秉风

名义：因针刺该部位主治肩痛不可举，功在舒筋散风，故命名"秉风"。秉，拿着、掌握、主持；风，风邪。"秉风"即掌握风邪。其真正含义是能祛风邪之部位。

体位：坐位。

位置：在肩胛上缘中点。《针灸甲乙经》："挟天窌在外肩上小髃骨后，举臂有空。"

方向：垂直刺入。

深度：2 ～ 3cm。

反应：抽麻感可扩散至肩。

神经：分布着锁骨上神经、肩胛上神经和副神经。

主治：肩关节周围炎、臂丛神经炎等。

9. 天宗

名义：因在该部位针刺能使肩部某些病症痊愈，功能完全恢复正常，特命名"天宗"。天，指光、天性；宗，正宗。"天宗"即先天的正宗功能。其真正含义是针刺该部位可使肩完全恢复正常的生理功能。

体位：坐位。

位置：在肩胛冈上缘中央垂直往下，与第5胸椎棘突平行线的交叉点。《针灸甲乙经》："在秉风后大骨下陷者中。"

方向：垂直刺入。

深度：3 ～ 4cm。

反应：抽麻感可传至肩后及腋下。

神经：分布着肩胛上神经。

主治：肩关节周围炎、臂丛神经炎、上肢中枢性瘫痪、哮喘等。

10. 肩外俞

名义：针刺该部位对肩部某些病症有显著疗效，特名"肩俞"。因其位于肩中俞外侧，故命名"肩外俞"。

体位：坐位。

位置：在肩胛骨内侧角上方。《针灸甲乙经》："在肩胛上廉，去脊三寸陷者中。"

方向：垂直刺入。

深度：2～4cm。

反应：抽麻感可传至上肢。

神经：分布着第6、7颈神经后支，肩胛背神经和副神经。

主治：颈项肩背痛、落枕、感冒、肺炎、胸膜炎、哮喘等。

11. 肩中俞

名义：针刺该部位对肩部某些病症有显著疗效，命名"肩中俞"。

体位：坐位。

位置：在肩胛骨内侧缘的引线与第7颈椎棘突尖平行线的交叉点。《针灸甲乙经》："在肩胛内廉去脊二寸陷者中。"

方向：垂直刺入。

深度：2～4cm。

反应：抽麻感有时可传至上肢。

神经：分布着第6颈神经后支、肩胛背神经和副神经。

主治：支气管炎、肺炎、肺结核、哮喘、扁桃体炎、喉炎、枕部头痛、颈项部痛等。

12. 曲垣

名义：该气穴名是根据其所在部位而定的。曲，弯曲；垣，垣墙。该穴在肩胛冈上窝内侧，此处弯曲犹如垣墙，故命名"曲垣"。

体位：坐位。

位置：在肩胛冈上缘中央。《针灸甲乙经》："在肩中央曲甲陷者中，按之动脉应手。"

方向：垂直刺入。

深度：2～4cm。

反应：局部抽麻。

神经：分布着胸神经后支、肩胛上神经等。

主治：肩关节周围炎、臂丛神经炎、哮喘等。

13. 臑会

名义：针刺该部位对肩部某些病症有显著疗效，命名"臑会"。

体位：坐位。

位置：在肱骨大结节的后下方，三角肌后缘与腋后缘平行线的交叉点。《针灸甲乙经》："在臂前廉，去肩头三寸。"

方向：垂直刺入。

深度：2～4cm。

反应：抽麻感可传至肘。

神经：分布着腋神经、桡神经、臂外侧皮神经。

主治：肩关节周围炎、臂丛神经炎、桡神经炎、上肢中枢性瘫痪。

二、上肢

上肢气穴共59个，分为内侧3条线、外侧3条线。

（一）上肢内侧前线

上肢内侧前线共6个气穴。

1. 少商

名义："少商"指拇指末端之部位。

体位：坐位或卧位。

位置：在拇指桡侧，距爪甲角约0.3cm。《针灸甲乙经》："在手大指端内侧，去爪甲如韭叶。"

方向：直刺。

深度：0.3cm。

反应：局部痛。

神经：分布着来自正中神经的指掌侧固有神经。

主治：休克、口腔炎、昏迷、癫痫。

2. 鱼际

名义：该气穴名是根据其所在部位而定的。鱼，拇指球肌群所形成的隆起；际，边缘之意。"鱼际"即位于掌后肉隆起大鱼际的边缘。

体位：自由体位。

位置：在第1掌骨掌侧中部，赤白肉际处取之。《针灸甲乙经》："在手大指本节后侧散脉中。"

方向：直刺。

深度：1cm。

反应：局部抽麻。

神经：分布着前臂外侧皮神经、桡神经、正中神经分支。

主治：头痛、头晕、支气管炎、心动过速。

3. 太渊

名义：该气穴名是根据其对上肢、头、面、心、肺等病症有治疗效果而定的。"太"有"盛大"之意；"渊"指深渊。"太渊"的直意是大深渊，真正含义是好的治病部位。

体位：自由体位，手掌向上。

位置：在腕横纹上，桡动脉外侧取之。《针灸甲乙经》："在掌后陷者中。"

方向：直刺。

深度：0.3 ～ 0.5cm。

反应：局部抽麻。

神经：分布着前臂外侧皮神经、桡神经和正中神经。

主治：腕关节痛及前臂疼痛。对头痛、气管炎、肺炎、冠心病等也有效。

4. 经渠

名义：该气穴名是根据其对手腕疼痛及肺病、心病有效而定的。"经"指经过；"渠"指渠道。"经渠"的直意是经过的渠道。其真实含义为该部位是治疗上述病症经过的渠道，即好的部位。

体位：坐位或卧位，手心向上。

位置：在腕横纹上 2.5cm 的桡动脉旁。《针灸甲乙经》："在寸口陷者中。"

方向：直刺。

深度：0.3 ～ 0.5cm。

反应：局部抽麻等。

神经：分布着前臂外侧皮神经、桡神经和正中神经。

主治：腕关节痛。对扁桃体炎、喉炎、哮喘、食管痉挛、肺结核、肺炎、冠心病等也有效。

5. 孔最

名义：该气穴名是根据其对某些病有显著疗效而定的。"孔"指孔穴；"最"指最好。"孔最"的直意是最好的气穴，其真实含义是治疗某些病的好气穴。

体位：坐位或卧位，手心向上平放。

位置：在太渊和尺泽连线的上 3/5 处。《针灸甲乙经》："去腕七寸。"

方向：直刺。

深度：1 ～ 1.5cm。

反应：局部抽麻。

神经：分布着前臂外侧皮神经、桡神经和正中神经。

主治：肘臂疼痛，肘关节屈伸困难。对扁桃体炎、喉炎、舌咽神经麻痹、感冒、气管炎、肺结核等也有效。

6. 尺泽

名义：该气穴名是根据其对某些病症有显著疗效而定的。"尺"指前臂部；"泽"指水积聚的地方，即指恩惠、恩泽等。"尺泽"直意是在前臂的泽，真实含义是治疗某些病的好部位。

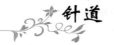

体位：坐位或卧位，肘伸直平放。

位置：在肘窝横纹的桡侧、肱二头肌腱的外方，动脉旁刺之。《针灸甲乙经》："在肘中约纹上动脉。"

方向：直刺。

深度：1～1.5cm。

反应：局部抽麻感，有时可传导。

神经：分布着桡神经和肌皮神经。

主治：肘关节疼痛、屈伸困难，上肢中枢性及周围瘫痪。对扁桃体炎、咽炎、舌咽神经麻痹、支气管炎、肺结核、冠心病等也有效。

（二）上肢内侧中线

上肢内侧中线共8个气穴。

1. 中冲

名义：该气穴名是根据其对某些病有显著疗效而定的。"中"指中间、中指；"冲"除有冲洗冲刷外，还有直上和交通要道之意。"中冲"即位于中指的要道。

体位：自由体位。

位置：在手中指端之中央。《针灸甲乙经》："在手中指之端，去爪甲如韭叶陷者中。"

方向：直刺。

深度：0.3cm。

反应：局部疼痛。

神经：分布着来自正中神经的指掌侧固有神经。

主治：休克、头晕、眼结膜炎、支气管炎、心肌炎等。

2. 劳宫

名义：该气穴名是根据其对手部病症有显著疗效而定的。"劳"指劳动；"宫"指宫殿、宫廷。"劳宫"的直意是劳动的宫殿，真实含义是能使功能障碍的手恢复劳动的好部位。

体位：自由体位，手心向上。

位置：在掌中央，第 3 掌骨和第 4 掌骨之间。《针灸甲乙经》："在掌中央动脉中。"

方向：直刺。

深度：1 ～ 1.5cm。

反应：局部抽麻等。

神经：分布着来自正中神经和尺神经的指掌侧神经。

主治：周围神经和中枢神经疾病引起的手部运动和感觉障碍。对气管炎、哮喘、冠心病等也有效。

3. 大陵

名义：该气穴名是根据其对手部等多种病症有显著疗效而定的。"大"除有大小的大外，还有深、广和排列第一之意；"陵"指丘陵，古时指帝王的墓地，即好部位。"大陵"即最好之部位，真实含义是治疗某些病症的好部位。

体位：自由体位，手心向上，手腕放平。

位置：在腕关节掌侧面横纹正中的凹陷处，掌长肌腱和桡侧腕屈肌腱之间。《针灸甲乙经》："在掌后两筋间陷者中。"

方向：直刺。

深度：0.3 ～ 1cm。

反应：局部抽麻，有时可向手传导。

神经：深部有正中神经通过。

主治：腕关节和手的功能障碍。对头痛、扁桃体炎、哮喘、胸膜炎、心肌炎、冠心病等也有效。

4. 内关

名义：该气穴名是根据其对上肢和心肺病症有显著疗效而定的。"内"指内侧；"关"有关口之意。"内关"的直意即位于上肢内侧之关口，真实含义是治疗上肢和心肺病症的好部位。后代医学家们还总结出"胸胁若有病，速与内关谋"。

体位：自由体位，手心向上，腕放平。

位置：在腕横纹上 4.5cm 外的掌长肌腱与桡侧屈腕肌腱之间。《针灸甲乙经》：

51

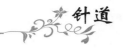

"在掌后去腕二寸。"

方向：直刺。

深度：1～1.5cm。

反应：抽麻感可传到手。

神经：分布着正中神经，前臂内侧、外侧皮神经。

主治：上肢及手瘫痪、麻木。对哮喘、胸膜炎、心肌炎、心内膜炎、冠心病等也有显著疗效。

5. 间使

名义：该气穴名是根据其对某些病症有显著疗效而定的。"间"指间隙、之间，"使"有出使、使者之意。"间使"的直意是被治愈后能出任其间的使者，真实含义是治疗某些病症的好部位。

体位：坐位或卧位，手心向上，前臂平伸。

位置：在腕横纹上7cm处的掌长肌腱和桡侧腕屈肌腱之间。《针灸甲乙经》："在掌后三寸，两筋间陷者中。"

方向：直刺。

深度：1.5～2cm。

反应：局部抽麻，有时可传到手。

神经：分布着正中神经，前臂内侧、外侧皮神经。

主治：上肢和手瘫痪、麻木。对哮喘、胸膜炎、冠心病、心肌炎等也有显著疗效。

6. 郄门

名义：该气穴名是根据其对某些病症有显著疗效而定的。"郄"指空隙；"门"指门户，为神气出入之门。"郄门"的直意是隙或门户，真实含义是治疗某些病症的好部位。

体位：自由体位，手心向上，前臂放平。

位置：在腕横纹上11cm处的掌长肌腱和桡侧腕屈肌腱之间。《针灸甲乙经》："去腕五寸。"

52

方向：直刺。

深度：1.5～2.5cm。

反应：局部抽麻，有时可传到手。

神经：分布着正中神经，前臂内侧、外侧皮神经。

主治：癔症、精神分裂症、胸膜炎、冠心病等。

7. 曲泽

名义：该气穴名是根据其对某些病症有显著疗效而定的。"曲"指能使肘弯曲处；"泽"指水积聚之部位，也指恩惠、恩泽。"曲泽"的直意是能使肘弯曲的部位，真实含义是能使肘弯曲的好部位。

体位：自由体位，上肢平放，肘关节伸直。

位置：在肘窝正中偏内侧凹陷处。《针灸甲乙经》："在肘内廉下陷者中，屈肘得之。"

方向：直刺。

深度：1～1.5cm。

反应：局部有抽麻感，有时可传到前臂。

神经：分布着正中神经、臂和前臂内侧皮神经。

主治：上肢肘关节、腕关节瘫痪及麻木。对气管炎、胸膜炎、冠心病、心肌炎等也有显著疗效。

8. 天泉

名义：该气穴名是根据其对某些病症有显著疗效而定的。"天"有上、大之意；"泉"指地下水所出之部位。"天泉"之直意是大泉，真实含义是治疗某些病的好部位。

体位：坐位或卧位。

位置：在腋前缘水平线向下 4.5cm 的肱二头肌两头之间。《针灸甲乙经》："在曲腋下去臂二寸。"

方向：直刺。

深度：1.5～2cm。

反应：局部抽麻，有时可传到臂。

神经：分布着臂内侧皮神经和肌皮神经。

主治：肩关节周围炎、心内膜炎、冠心病、胸膜炎。

（三）上肢内侧后线

上肢内侧后线共 11 个气穴。

1. 少冲

名义：该气穴名是根据其对某些病症有显著疗效而定的。"少"指少、小指；"冲"除有冲洗、冲刷以外，还有直上和交通要道之意。"少冲"的含义即位于小指的好气穴。

体位：自由体位。

位置：在小指桡侧，距爪甲角 0.3cm。《针灸甲乙经》："在手小指内廉之端，去爪甲如韭叶。"

方向：直刺。

深度：0.3cm。

反应：局部疼痛。

神经：分布着尺神经。

主治：急性扁桃体炎、胸膜炎、阵发性心动过速、冠心病等。

2. 少府

名义：该气穴名是根据其对某些病症有显著疗效而定的。"少"指小指；"府"指国家政府首脑办公的机构、贵人之住宅。"少府"的真实含义是针刺小指治病的重要部位。

体位：自由体位。

位置：在小指指掌关节桡侧的第 4、5 掌骨间。《针灸甲乙经》："在小指本节后陷者中。"

方向：直刺。

深度：1cm。

反应：局部抽麻感。

神经：分布着尺神经。

主治：胸膜炎、冠心病、哮喘等。

3. 神门

名义：该气穴名是根据其对某些病症有显著疗效而定的。"神"有神速、神奇之意；"门"指门户。"神门"直意是神奇的门户，真实的含义是治疗某些病的好部位。

体位：坐位或卧位，手心向上，手腕平放。

位置：在豌豆骨和尺骨之间的尺侧腕屈肌腱桡侧。《针灸甲乙经》："在掌后兑骨之端，陷者中。"

方向：直刺。

深度：1cm。

反应：局部抽麻感，有时可传到小指。

神经：分布着前臂内侧皮神经和尺神经。

主治：冠心病、胸膜炎、哮喘、咽炎等。

4. 阴郄

名义：该气穴名是根据其对某些病症有显著疗效而定的。"阴"指阴面；"郄"指空隙。"阴郄"直意是阴面的空隙，真实含义是在阴面能治疗病症的好部位。

体位：自由体位，手腕平放。

位置：在神门穴上1.5cm处。《针灸甲乙经》："在掌后脉中去腕五分。"

方向：直刺。

深度：1cm。

反应：局部抽麻感，有时可传到小指。

神经：分布着前臂内侧皮神经和尺神经。

主治：头痛、头晕、咽炎、冠心病、阵发性心动过速。

5. 通里

名义：该气穴名是根据其对心肺之病症有显著疗效而定的。"通"是通达、通行之意；"里"指内、内脏等。"通里"直意是通达内脏，真实含义是治疗心、肺病

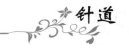

症的好部位。

体位：坐位或卧位，手腕放平。

位置：在神门上 3cm 处。《针灸甲乙经》:"在腕后一寸。"

方向：直刺。

深度：1cm。

反应：局部抽麻感，有时可传到小指。

神经：分布着前臂内侧皮神经、尺神经和正中神经。

主治：头痛、头晕、咽炎、眼结膜炎、冠心病、心肌炎、支气管炎、肺结核等。

6. 灵道

名义：该气穴名是根据其对某些病症有显著疗效而定的。"灵"有灵验、灵活、神灵之意；"道"指道路、通道。"灵道"直意即良好的道路，真实含义即治疗某些病症的好部位。

体位：自由体位，手腕平放。

位置：在神门穴上 4.5cm。《针灸甲乙经》:"在掌后一寸五分或曰一寸。"

方向：直刺。

深度：1cm。

反应：局部抽麻感，有时可传到小指。

神经：分布着前臂内侧皮神经和尺神经。

主治：尺神经麻痹。对癔症、肺结核、冠心病等也有疗效。

7. 少海

名义：该气穴名是根据其对某些病症有显著疗效而定的。"少"有小之意；"海"指大海。"少海"直意即小海，真实含义是治疗某些病的好部位。

体位：坐位或卧位，前臂伸直放平。

位置：在与肱骨内上髁上缘平行的动脉旁。《针灸甲乙经》:"在肘内廉节后陷者中，动脉应手。"

方向：直刺。

深度：1 ～ 1.5cm。

反应：局部有抽麻感，有时可传到前臂。

神经：深层有正中神经，分布着肌皮神经、臂内侧皮神经和前臂内侧皮神经。

主治：上肢瘫痪和麻木。对扁桃体炎、咽炎、胸膜炎、肺结核、冠心病、风心病等也有显著疗效。

8. 青灵

名义：该气穴名是根据其对某些病症有显著疗效而定的。"青"除指青色外，还有青春、青年之意；"灵"有效验、灵活、神灵之意。"青灵"即非常有活力，真正含义是治疗某些病症的好部位。

体位：卧位，前臂放平。

位置：在少海上 7cm 处的动脉旁。《针灸甲乙经》："在肘上三寸。"

方向：直刺。

深度：1cm。

反应：局部抽麻，有时可传到前臂。

神经：分布着正中神经及尺神经、臂内侧皮神经。

主治：臂丛神经炎，上肢瘫痪、麻木。对气管炎、冠心病也有显著疗效。

9. 侠白

名义：该气穴名是根据其对某些病症有显著疗效而定的。"侠"有豪侠、侠气之意；"白"除白色外，还有清楚、明白之意。"侠白"真正含义是非常好的治病部位。

体位：卧位，上肢外展平放。

位置：在少海上 9cm 处动脉旁。《针灸甲乙经》："在天府下去肘五寸动脉中。"

方向：直刺。

深度：1 ～ 1.5cm。

反应：局部抽麻，可传到前臂。

神经：分布着正中神经、尺神经、内侧皮神经和肌皮神经。

主治：上肢瘫痪、麻木。对胸膜炎、肺结核、冠心病、风心病等也有疗效。

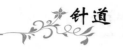

10. 天府

名义：该气穴名是根据其对某些病症有显著疗效而定的。"天"有大、上之意；"府"指国家政府首脑办公机构、贵人之宅。"天府"真实含义是治疗某些病症的好部位。

体位：卧位，上肢外展平放。

位置：在腋下6cm处的动脉旁。《针灸甲乙经》："在腋下三寸，臂内廉动脉中。"

方向：直刺。

深度：1～1.5cm。

反应：局部抽麻，有时可传到前臂。

神经：分布着正中神经、尺神经、臂内侧皮神经和肌皮神经。

主治：心动过速、胸膜炎、肺结核、冠心病等。

11. 极泉

名义：该气穴名是根据其对某些病症有显著疗效而定的。"极"指顶端、最高点、尽头处，此外还表示极重要、极大之意；"泉"指地下涌出的水。"极泉"直意是非常重要的泉水，真实含义是治疗某些病症的好部位。

体位：卧位，上肢外展平放。

位置：在腋窝外侧的动脉旁。《针灸甲乙经》："在腋下筋间动脉中。"

方向：直刺。

深度：1～1.5cm。

反应：局部抽麻，有时可传到前臂。

神经：分布着正中神经、尺神经、臂内侧皮神经、肋间神经、胸前神经和肌皮神经。

主治：臂丛神经炎、胸膜炎、心包炎、冠心病等。

（四）上肢外侧前线

上肢外侧前线共15个气穴。

1. 商阳

名义：该气穴名是根据其对某些病症有效而定的。"商"指商量，即协商；"阳"指阳面。"商阳"即位于阳面的好部位。

体位：自由体位。

位置：在食指桡侧，距指甲角约 0.3cm 处。《针灸甲乙经》："在手大指次指内侧，去爪甲如韭叶。"

方向：直刺。

深度：0.3cm。

反应：局部疼痛。

神经：分布着正中神经的指掌侧固有神经。

主治：头痛、耳鸣、扁桃体炎、哮喘等。

2. 二间

名义：该气穴名是根据其在食指第 2 节间隙定名的。

体位：自由体位。

位置：在食指桡侧，指掌关节的前方横纹端，指尖掐得凹陷处。《针灸甲乙经》："在大指、次指本节前，内侧陷者中。"

方向：直刺。

深度：0.3cm。

反应：局部抽麻。

神经：分布着来自桡神经及正中神经的指掌侧固有神经。

主治：眼结膜炎、扁桃体炎。

3. 三间

名义：该气穴名是根据其在食指第 3 节后陷者中而定的。

体位：自由体位。

位置：在食指桡侧，第 3 掌骨的后方，指尖掐得凹陷处。《针灸甲乙经》："在手大指、次指本节后，内侧陷者中。"

方向：直刺。

深度：0.5～1cm。

反应：局部抽麻，有时可传到食指。

神经：分布着来自桡神经及正中神经的指掌侧固有神经。

主治：眼结膜炎、急性腮腺炎、牙痛、扁桃体炎、肺气肿等。

4. 合谷

名义：该气穴名是根据其对拇指、食指运动障碍有显著疗效而定的。"合"指会合；"谷"指两山或两块高地中间的夹道。拇指和食指中间的凹陷部位似"谷"，中风患者手指瘫痪，拇、食指不能合拢，针刺该部位能使其合拢，使中间的谷合住，故称"合谷"。

体位：自由体位。

位置：在第2掌骨中间的桡侧缘。《灵枢·本输》："在大指歧骨之间。"《针灸甲乙经》："在手大指次指间。"

方向：直刺。

深度：1.5～2.5cm。

反应：局部抽麻可传到食指或拇指，有时可伴手指抽动。

神经：分布着桡神经浅支。

主治：拇、食指运动障碍、麻木等。对头痛、耳鸣、牙痛、扁桃体炎、急性腮腺炎、舌咽神经麻痹也有效。

5. 阳溪

名义：该气穴名是根据其对腕关节和手的功能障碍有显著疗效而定的。"阳"指阳面；"溪"指山间的小河沟。"阳溪"直意是阳面之溪，真实含义是治疗手腕病症的好部位。

体位：自由体位。

位置：在腕关节桡侧的陷者中。《针灸甲乙经》："在腕中上侧两旁间陷者中。"

方向：直刺。

深度：0.5～1cm。

反应：局部抽麻感，有时可传到食指或拇指。

神经：分布着桡神经浅支。

主治：中风引起的腕关节活动障碍、手瘫痪。对头痛、眼结膜炎、耳鸣、齿龈炎、扁桃体炎等有一定疗效。

6. 列缺

名义：该气穴名是根据其治疗的体征而定的。中风患者伸展、并拢手指时，拇指和（或）食指常不能并齐，为缺列，针刺该部位能使其恢复正常，故命名为"列缺"。

体位：坐位或卧位。

位置：患者两手虎口交叉，食指尖端到达的凹陷处。《针灸甲乙经》："去腕上一寸五分。"

方向：直刺。

深度：0.5cm。

反应：局部抽麻，有时可传到食指或拇指。

神经：分布着前臂外侧皮神经、桡神经和正中神经。

主治：腕关节、手和前臂瘫痪、麻木等。对头痛、扁桃体炎、咽炎、感冒、哮喘等也有效。

7. 偏历

名义：该气穴名是根据其所在部位而定的。

体位：自由体位。

位置：在阳溪穴直上 8cm。《针灸甲乙经》："在腕后三寸。"

方向：直刺。

深度：1cm。

反应：局部抽麻。

神经：分布着桡神经的浅支和前臂外侧皮神经。

主治：桡神经炎、耳鸣、齿龈炎、扁桃体炎、喉炎。

8. 温溜

名义：该气穴名是根据其对前臂瘫痪、腕和伸展障碍有显著疗效而定的。"温"

指阳气；"溜"有流通之意。针刺该部位能使前臂、腕、手的阳气流通，功能恢复，特命名"温溜"。

体位：坐位或卧位。

位置：在阳溪穴直上 13cm 处的凹陷中。《针灸甲乙经》："在腕后少士五寸，大士六寸。"

方向：直刺。

深度：0.5～1cm。

反应：局部抽麻，有时可传到手腕。

神经：分布着前臂背侧皮神经、前臂外侧皮神经和桡神经。

主治：前臂外侧、腕、手运动障碍、麻木。对头痛、齿龈炎、扁桃体炎等也有效。

9. 下廉

名义：该气穴名是根据其在前臂桡骨边缘上廉之下而定的。

体位：坐位或卧位。

位置：在曲池穴下 10cm 的凹陷处。《针灸甲乙经》："在辅骨下去上廉一寸。"

方向：直刺。

深度：0.3～1cm。

反应：局部抽麻。

神经：分布着桡神经、前臂背侧皮神经和前臂外侧皮神经。

主治：头痛、眩晕、眼结膜炎、支气管炎、哮喘等。

10. 上廉

名义：该气穴名是根据其位于下廉之上而定的。

体位：坐位或卧位。

位置：在桡骨的桡侧，距曲池穴 7cm。《针灸甲乙经》："在三里下一寸。"

方向：直刺。

深度：0.5～1.5cm。

反应：局部抽麻等。

神经：分布着桡神经、前臂背侧皮神经和前臂外侧皮神经。

主治：前臂瘫痪。对感冒、头痛、哮喘等也有效。

11. 手三里

名义：与足三里相对应而名。

体位：坐位或卧位。

位置：在桡骨桡侧，曲池下 4.5cm。《针灸甲乙经》："在曲池下二寸。"

方向：直刺。

深度：1 ～ 2cm。

反应：局部抽麻等。

神经：分布着桡神经、前臂背侧皮神经和前臂外侧皮神经。

主治：肘关节及前臂运动障碍，肘臂疼痛、麻木。对牙痛、口腔炎、腮腺炎、颈淋巴结炎、乳腺炎、感冒等也有效。

12. 曲池

名义：该气穴名是根据其对肘部病症有显著疗效而定的。"曲"指弯；"池"指池塘，或形容某些和池塘形状相同的处所。肘部病变常引起屈曲困难，针刺该部位可使肘屈曲正常，故名"曲池"。其真实含义是能使肘屈曲的好部位。

体位：坐位或卧位。

位置：屈肘，在肘横纹桡侧头至桡骨头连线的中点。《针灸甲乙经》："在肘外辅骨肘骨之中。"

方向：直刺。

深度：2 ～ 2.5cm。

反应：局部抽麻，有时可传到前臂。

神经：分布着桡神经、前臂背侧皮神经和臂后皮神经。

主治：中风引起的上肢瘫痪、手臂疼痛、肘中疼痛难屈伸、肱骨外上髁炎。对眼结膜炎、口腔炎、齿龈炎、扁桃体炎、冠心病等也有效。

13. 肘髎

名义：该气穴名是根据其对肘关节病症有显著疗效而定的。"肘"指肘部；"髎"

指气穴。"肘髎"即治疗肘关节病症的气穴。

体位：坐位或卧位。

位置：在曲池穴上 3cm 处的肱骨桡侧前缘。《针灸甲乙经》："在肘大骨外廉陷者中。"

方向：直刺。

深度：1.5～2.5cm。

神经：分布着臂后皮神经和桡神经。

主治：肘臂痛、麻木，肘关节活动障碍，肱骨外上髁炎等。

14. 手五里

名义：该气穴名是根据其所在部位而定的。

体位：坐位或卧位。

位置：在曲池上 7cm 处的肱骨外侧，肱三头肌外缘。《针灸甲乙经》："在肘上三寸，行向里大脉中央。"

方向：直刺。

深度：1.5～2.5cm。

反应：局部抽麻等。

神经：分布着臂外侧皮神经和臂后皮神经，其深部为桡神经。

主治：中枢性上肢瘫痪、麻木，臂丛神经炎，桡神经炎，颈淋巴结核，支气管炎等。

15. 臂臑

名义：该气穴名是因其所在部位而定的。

体位：坐位或卧位。

位置：在三角肌尖端后的后缘，肱三头肌的外侧缘。《针灸甲乙经》："在肘上七寸，䐃肉端。"

方向：直刺。

深度：1.5～2.5cm。

反应：局部抽麻。

神经：分布着腋神经、桡神经和臂外侧皮神经。

主治：肩关节疼痛、活动障碍、麻木等。

（五）上肢外侧中线

上肢外侧中线共 11 个气穴。

1. 关冲

名义：该气穴名是根据其所在部位而定的。"关"为出入之要处；"冲"除指冲洗外，还指直上及交通要道。"关冲"即重要关口，真正含义为治疗某些病症的好部位。

体位：自由体位。

位置：在无名指的尺侧，距爪甲角约 0.3cm。《灵枢·本输》："手小指次指之端也。"《针灸甲乙经》："手小指次指之端也，去爪甲角如韭叶。"

方向：直刺。

深度：0.3cm。

反应：局部疼痛。

神经：分布着来自尺神经的掌侧固有神经。

主治：头痛、眼结膜炎、扁桃体炎、咽炎、感冒等。

2. 腋门

名义：该气穴名是根据其所在无名指与小指的指缝间而定的。"腋"同"掖"，腋门即掖门，指宫中旁门。

体位：自由体位。

位置：在第 4、5 掌指关节前方的凹陷处。《针灸甲乙经》："在小指次指间陷者中。"

方向：直刺。

深度：0.5cm。

反应：局部抽麻等。

神经：分布着来自尺神经的指背神经。

主治：眼结膜炎、头痛、眩晕、耳鸣、齿龈炎、尺神经炎等。

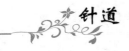

3. 中渚

名义：该气穴名是根据其所在部位而定的。

体位：自由体位。

位置：在第 4、5 掌骨骨间隙的前端，掌骨小头后方的凹陷处。《针灸甲乙经》："在手小指次指本节后陷者中。"

方向：直刺。

深度：1cm。

反应：局部抽麻等。

神经：分布着来自尺神经的指背神经。

主治：五指不能伸屈、肘臂肿痛、腕关节炎。对头痛、头晕、眼结膜炎、扁桃体炎、咽炎等也有效。

4. 阳池

名义：该气穴名是根据其所在部位而定的。"阳"指阳面；"池"指池塘，或形容某些和池塘形状相同之处所。"阳池"直意即位于阳面的池，真实含义是治疗某些病症的好部位。

体位：坐位或卧位。

位置：在手背腕上，桡骨和腕骨的关节部，指总伸肌腱的桡侧，指尖掐得凹陷处。《针灸甲乙经》："在手表上腕上陷者中。"

方向：直刺。

深度：1cm。

反应：局部抽麻等。

神经：分布着尺神经手背支和桡神经浅支。

主治：中枢性腕、手活动障碍，腕关节炎，眼结膜炎等。

5. 外关

名义：该气穴名是根据其位于"内关"之外而定的，因其与内关相对而得名。

体位：坐位或卧位。

位置：在阳池穴上 4.5cm 处的桡骨和尺骨之间。《针灸甲乙经》："在腕后二寸陷者中。"

方向：直刺。

深度：1 ～ 2cm。

反应：局部抽麻，有时可传到手指。

神经：分布着前臂背侧皮神经和桡神经。

主治：前臂、腕、手运动障碍、疼痛、麻木。对头痛、耳鸣、颈淋巴结核也有效。

6. 支沟

名义：该气穴名是根据其所在的部位而定的。

体位：自由体位。

位置：在阳池穴上 7cm 的桡骨和尺骨之间。《针灸甲乙经》："在腕后三寸两骨之间陷者中。"

方向：直刺。

深度：1.5 ～ 2.5cm。

反应：局部抽麻等，有时可传到手。

神经：分布着前臂背侧皮神经和桡神经的肌支。

主治：前臂、腕、手运动障碍、疼痛、麻木。对头痛、耳鸣、颈淋巴结核也有效。

7. 三阳络

名义：指手三阳在此相络。

体位：坐位或卧位。

位置：在支沟穴上 2.5cm 外的尺骨和桡骨之间。《针灸甲乙经》："在臂上大交脉支沟上一寸。不可刺。"

方向：直刺。

深度：1 ～ 2cm。

反应：局部抽麻等。

神经：分布着桡神经肌支和前臂内侧皮神经。

主治：上肢瘫痪、麻木、疼痛，眼结膜炎，齿龈炎等。

8. 四渎

名义：该气穴名是根据其对前臂多种病症有显著疗效而定的。"四"指四面八方；"渎"指水沟、小渠。"四渎"即四面八方汇合之渠，真实含义是治疗前臂多种病症的好部位。

体位：坐位或卧位。

位置：在尺骨鹰嘴尖部向下 11cm 处的桡骨和尺骨之间。《针灸甲乙经》："在肘前五寸，外廉陷者中。"

方向：直刺。

深度：1.5 ～ 2.5cm。

反应：局部抽麻，可在前臂向下传导。

神经：分布着桡神经肌支和前臂背侧皮神经。

主治：前臂、腕、手瘫痪、麻木、疼痛、肿胀。对齿龈炎、扁桃体炎、咽炎、舌咽神经麻痹、哮喘、肺气肿等也有效。

9. 天井

名义：该气穴名是根据其对某些病症有显著疗效而定的。"天"指上、大；"井"是从地面往下凿成的能取水的深洞，形容形状似井的处所。"天井"直意是大井，真实含义是治疗某些病症的好部位。

体位：坐位或卧位。

位置：在肱骨后面，尺骨鹰嘴凹陷处。《针灸甲乙经》："在肘外大骨之后，两筋间陷者中，屈肘得之。"

方向：直刺。

深度：1 ～ 2cm。

反应：局部抽麻等。

神经：分布着臂后皮神经、臂内侧皮神经和桡神经肌支。

主治：肘关节炎、头痛、眼结膜炎、扁桃体炎、咽炎。

10. 清冷渊

名义：该气穴名是根据其对某些病症有显著疗效而定的。

体位：坐位或卧位。

位置：在天井穴上 8cm 处。《针灸甲乙经》："在肘上一寸，伸肘举臂取之。"

方向：直刺。

深度：1cm。

反应：局部抽麻等。

神经：分布着臂后皮神经、臂内皮神经和桡神经肌支。

主治：上肢运动和感觉障碍。对头痛、眼结膜炎也有一定疗效。

11. 消泺

名义：该气穴名是根据其对某些病症有显著疗效而定的。

体位：坐位或卧位。

位置：在清冷渊与臑会连线之中点。《针灸甲乙经》："在肩下臂外，开腋斜肘分下（行）。"

方向：直刺。

深度：1 ～ 1.5cm。

反应：局部抽麻等。

神经：分布着臂后皮神经、臂外侧皮神经和桡神经肌支。

主治：头痛、齿龈炎等。

（六）上肢外侧后线

上肢外侧后线共 8 个气穴。

1. 少泽

名义：该气穴名是根据其对某些病症有疗效而定的。"少"指小、小指；"泽"指水积聚之部位，还指恩惠、恩泽。"少泽"直意是在小指恩惠之部位，真实的含义是在小指治疗病症的好部位。

体位：自由体位，使小指尺侧向上。

位置：在小指尺侧，距爪甲角后约 0.3cm 处。《针灸甲乙经》："在手小指之端，

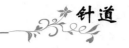

去爪甲一分陷者中。"

方向：直刺。

深度：0.3cm。

反应：局部疼痛。

神经：分布着来自尺神经的指掌侧固有神经。

主治：头痛、感冒、支气管炎、哮喘、冠心病。

2. 前谷

名义：该气穴名是根据其在小指本节前凹陷处而定的。

体位：自由体位，小指尺侧向上。

位置：在小指尺侧，指掌关节的前方横纹端，指尖掐得凹陷处。《针灸甲乙经》："在手小指外侧，本节前陷者中。"

方向：直刺。

深度：0.3cm。

反应：局部抽麻。

神经：分布着来自尺神经的指背神经。

主治：头痛、眼结膜炎、鼻出血、耳鸣、扁桃体炎、支气管炎、肺结核、胸膜炎、乳腺炎、产后乳汁少、尺神经麻痹等。

3. 后溪

名义：该气穴名主要是根据其在小指本节后陷者中而定的。

体位：自由体位，小指尺侧向上。

位置：在第5掌骨小头后方的尺侧掌横纹端，指尖掐得凹陷处。《针灸甲乙经》："在手小指外侧，本节后陷者中。"

方向：直刺。

深度：1～2cm。

反应：局部抽麻，有时可传到小指。

神经：分布着来自尺神经的指背神经。

主治：中枢性病变引起的手屈不能或困难、尺神经炎。对头痛、癫痫、眼结膜炎、青光眼、鼻炎、冠心病等也有效。

4. 腕骨

名义：该气穴名主要是根据其在近腕骨处而定的。

体位：坐位或卧位，拇指向下。

位置：在手的尺侧，在第 5 掌骨底和三角骨之间的凹陷处。《针灸甲乙经》："在手外侧腕前，起骨下陷者中。"

方向：直刺。

深度：1cm。

反应：局部抽麻，有时可传到小指。

神经：分布着尺神经的手背支和桡神经。

主治：头痛、眼结膜炎、耳鸣、胸膜炎等。

5. 阳谷

名义：该气穴名主要是根据其在腕背凹陷处而定的。腕背属"阳"，凹陷处称"谷"。

体位：自由体位，手腕尺侧向上，微屈腕。

位置：在尺骨茎突和三角骨之间的凹陷处，屈腕取之。《针灸甲乙经》："在手外侧腕中，兑骨下陷者中。"

方向：直刺。

深度：0.5 ～ 1cm。

反应：局部抽麻，有时可传到小指。

神经：分布着尺神经的手背支和桡神经。

主治：尺神经炎、手屈困难、腕关节炎。对头痛、目眩、耳鸣、耳聋、齿龈炎等也有效。

6. 养老

名义：该气穴名是根据其对手瘫痪、麻木等功能障碍有显著疗效而定的。因老年人患中风时常出现手瘫痪等严重体征，生活不能自理，需他人照料。针刺该部位能使手的功能恢复正常，老年人生活能自理，健康度过晚年，故名"养老"。

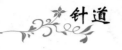

体位：坐位或卧位，手心向下，腕放平。

位置：在尺骨的背侧面，尺骨小头上方约 2.5cm 处。《针灸甲乙经》："在手踝骨上一空，腕后一寸陷者中。"

方向：直刺。

深度：0.5 ～ 1cm。

反应：局部抽麻，有时可传到小指及无名指。

神经：分布着尺神经的手背支、桡神经和前臂内侧皮神经。

主治：腕关节炎、手和前臂瘫痪麻木等。对眼结膜炎、感冒、耳鸣也有效。

7. 支正

名义：该气穴名是根据其对手臂功能障碍，即手不能伸屈、前臂不能旋转等有显著疗效而定的。"支"指肢；"正"指正确、正常。老年人患中风后常引起手臂活动障碍，不能保持正常的位置，针刺该部位能使其恢复正常，特命名为"支正"。"支正"即使肢体恢复正常，真实含义是治疗前臂、腕关节、手部病症的好部位。

体位：坐位或卧位。

位置：在尺骨后面的中央，距腕后 11cm 处。《针灸甲乙经》："在肘后五寸。"

方向：直刺。

深度：1 ～ 2cm。

反应：局部抽麻，有时可传到手部。

神经：分布着前臂内侧皮神经和桡神经。

主治：前臂、腕、手瘫痪、疼痛及感觉异常。对头痛、头晕、精神分裂症也有效。

8. 小海

名义：该气穴名是根据其对某些病症有显著疗效而定的。"小"指大小的小；"海"指海洋。"小海"真实含义是治疗作用非常大的部位。

体位：坐位或卧位。

位置：在肱骨内上髁和尺骨鹰嘴中间，尺神经沟中。《灵枢·本输》："在肘内大骨外，去端半寸陷者中也。"《针灸甲乙经》："在肘内大骨外，去肘端五分陷者中。"

方向：直刺。

深度：0.5～1cm。

反应：局部抽麻等。

神经：分布着尺神经、臂内侧皮神经和前臂内侧皮神经。

主治：尺神经炎、臂丛神经炎、头痛、耳鸣、齿龈炎等。

第三节　胸背部

胸背部气穴共36个，背部分为背正中线、背旁线、背侧线，胸部分为前正中线、前正中旁线、锁乳肋线、前外侧线。

一、背正中线

背正中线共有4个气穴。

1. 大椎

名义：该气穴名主要是根据其位于第7颈椎棘突而定的。因第7颈椎棘突最长，从颈部开始能触摸到的首先是第7颈椎，故定名"大椎"。另外，此处直下的脊骨空里是颈膨大所在部位，也是大经会于脊椎空的部位，简称"大椎"。

体位：坐位，头微低。

位置：在第7颈椎棘突下。《针灸甲乙经》："在第一椎陷者中，三阳、督脉之会。"

方向：直刺。

深度：1.5～2cm。

反应：局部胀痛抽麻等。

神经：分布着第7颈神经后支。

主治：咽炎、感冒、支气管炎、癫痫、高热、颈项强痛等。

2. 陶道

名义：该气穴名主要是根据其对某些病症有显著疗效而定的。针刺该部位对某

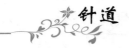

些病疗效好得能使人陶醉，特命名"陶道"。陶，陶醉；道，道路。"陶道"即疗效好、令人陶醉之道路。

体位：坐位，头微低。

位置：在第1胸椎棘突下。《针灸甲乙经》："在大椎节下间。"

方向：垂直刺入。

深度：1.5～2cm。

反应：局部胀痛抽麻等。

神经：分布着第8颈神经后支、第1胸神经后支。

主治：咽炎、感冒、哮喘、支气管炎、癫痫、高热、颈项强痛等。

3. 身柱

名义：该气穴名是根据其对某些病症有显著疗效而定的。针刺该部位能使躯体四肢活动障碍的瘫痪患者自由站立和行走，为了形容该部位之疗效，特命名"身柱"。身，身躯；柱，柱子。"身柱"即能支撑身体的柱子。

体位：坐位、头微低，或俯卧位。

位置：在第2胸椎棘突下。《针灸甲乙经》："在第三椎节下间。"

方向：垂直刺入。

深度：1.5～2cm。

反应：局部抽麻，有时可向下放散。

神经：分布着胸神经后支和副神经。

主治：脊髓炎、癫痫、背痛、支气管炎、肺结核、肺炎、哮喘、心动过速等。

4. 神道

名义：针刺该气穴对某些与神有关的病症疗效显著，特命名"神道"。

体位：坐位或俯卧位。

位置：在第4胸椎棘突下。《针灸甲乙经》："在第五椎节下间。"

方向：垂直刺入。

深度：1.5～2cm。

反应：局部抽麻、胀痛等。

神经：分布着胸神经后支和副神经。

主治：截瘫、高热、癫痫、背痛、支气管炎、哮喘、心动过速等。

二、背旁线

背旁线共 5 个气穴。

1. 大杼

名义：该气穴名较特殊。杼，会聚。大杼即全身较大的会聚之处。该部位是"项大经"所在部位。神经解剖证实，该气穴深层系臂丛神经分布之部位，故大杼可能是指深层的项大经的会聚——臂丛神经。

体位：坐位或卧位。

位置：在第 7 颈椎棘突下缘，平行往外移 3cm。《针灸甲乙经》："在项第一椎节下两旁，各一寸五分，陷者中。"

方向：垂直刺入。

深度：2 ～ 3cm。

反应：局部抽麻等。

神经：分布着第 1 胸神经后支、肩胛背神经、副神经和肋间神经，深层为第 1 胸神经根、支配第 1 胸交感神经的节前纤维（白交通交支）和感觉传导纤维。

主治：支气管炎、肺结核、胸膜炎、哮喘、咽炎、冠心病、感冒、癫痫、后枕部及颈项痛等。

2. 风门

名义：该气穴名是根据其治疗与风有关的某些病症（如上感、支气管炎等）疗效显著而定的。风，与风有关的一类疾病；门，门户。"风门"即治疗这类风病的门户。

体位：坐位或卧位。

位置：在第 1 胸椎棘突下缘，平行往外移 3cm。《针灸甲乙经》："在第二椎下两旁各一寸五分。"

方向：垂直刺入。

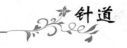

深度：2～3cm。

反应：局部抽麻、胀痛。

神经：分布着第2胸神经后支、肩胛背神经、副神经和肋间神经。深层为第2胸神经根，支配肺、心的第2胸交感神经节的节前纤维（白交通支）和感觉传导纤维。

主治：支气管炎、感冒、肺结核、胸膜炎、百日咳、哮喘、冠心病、风心病、后枕部及颈项痛等。

3. 肺俞

名义：针刺该气穴对肺部病症有显著疗效，古人认为这个部位是与肺有特殊联系和专治肺部病症的，特命名"肺俞"。

体位：坐位或卧位。

位置：在第2胸椎棘突下缘，平行往外移3cm。《针灸甲乙经》："在第三椎下两旁各一寸五分。"

方向：垂直刺入。

深度：1～2cm。

反应：局部抽麻等。

神经：分布着副神经、肩胛背神经、第3胸神经后支和肋间神经。深层为第3胸椎横突下和椎间孔，此孔发出的神经根系第3胸神经根，支配肺、心的第3胸交感神经节的节前纤维（白交通支）和感觉传导纤维。

主治：肺结核、肺炎、支气管炎、肺气肿、胸膜炎、风心病、冠心病等。

4. 厥阴俞

名义：该气穴名主要是根据其对某些病症有显著疗效而定的。针刺该部位能显著治疗与心相关的某些病症，古人认为手厥阴与心包有关，故命名"厥阴俞"；也可能古人进行解剖研究，发现该部位之经脉与心包有特殊联系，故命名"厥阴俞"；或者该穴名的形成与上述两种原因均有关。

体位：坐位或卧位。

位置：在第3胸椎棘突下缘，平行往外移3cm。《针灸甲乙经》："在第四椎下两旁各一寸五分。"

方向：垂直刺入。

深度：1～3cm。

反应：局部抽麻、胀痛等。

神经：分布着第4胸神经后支和副神经。深层是第4胸椎横突下和椎间孔，此孔发出的神经根系第4胸神经根，支配肺、心的第4胸交感神经节的节前纤维（白交通支）和感觉传导纤维。

主治：心内膜炎、风心病、冠心病、哮喘、胸膜炎、肺炎、支气管炎、肺结核等。

5. 心俞

名义：该气穴名主要是根据其治疗心脏病症有显著疗效和解剖后发现该部位的经脉与心脏有特殊联系而定的。

体位：坐位或卧位。

位置：在第4胸椎棘突下缘，平行往外移3cm。《针灸甲乙经》："在第五椎下两旁，各一寸五分。"

方向：垂直刺入。

深度：1～3cm。

反应：局部抽麻，有时胸中有松快感。

神经：分布着第5胸神经后支和副神经。深层为第5胸椎横突下和椎间孔，此孔发出的神经根系第5胸神经根，支配肺、心的第5胸交感神经节的节前纤维（白交通支）和感觉传导纤维。

主治：心内膜炎、风心病、支气管炎、肺结核、肺炎、冠心病、癫痫等。

三、背侧线

背侧线共4个气穴。

1. 附分

名义：该气穴名是根据其对某些病症有显著疗效而定的。附，另外加上；分，

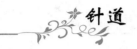

成分。附分即附加成分，实际指治病的好部位。

体位：坐位或卧位。

位置：在第1胸椎棘突下，平行往外移6cm。《针灸甲乙经》："在第二椎下附项内廉两旁各三寸。"

方向：直刺。

深度：1～2cm。

反应：局部抽麻等。

神经：分布着第2胸神经后支。

主治：感冒、支气管炎、肺炎、哮喘、心动过速、肩背痛等。

2. 魄户

名义：该气穴名是根据其对某些心、肺病症有显著疗效而定的。古人认为五脏与精神、情感关系密切，针刺该部位能治愈肺、心某些病引起的证候，故名"魄户"。

体位：坐位或卧位。

位置：在第2胸椎棘突下，平行往外移6cm。《针灸甲乙经》："在第三椎下两旁各三寸。"

方向：直刺。

深度：1～2.5cm。

反应：局部抽麻等。

神经：分布着第3胸神经后支。

主治：支气管炎、肺炎、肺结核、哮喘、心动过速、颈项痛、肩背痛等。

3. 膏肓俞

名义：该气穴名主要是根据其对深部和脏腑病症有显著疗效而定的。因膏肓指心下膈上、躯体四肢深部，故膏肓俞即治疗膏肓部位病症的腧穴。

体位：坐位或卧位。

位置：在第3胸椎棘突下，平行往外移6cm。《针灸甲乙经》："在第四椎下两旁相去各三寸。"

方向：垂直刺入。

深度：1～2cm。

反应：局部抽麻等。

神经：分布着第4胸神经后支。

主治：支气管炎、肺炎、肺结核、哮喘、心动过速等。

4. 神堂

名义：该气穴名主要是根据其对某些病引起的与神有关的证候有显著疗效而定的。古人认为心与神有关，由于针刺该部位对心的病症及其引起有关神的证候有疗效，特命名"神堂"。

体位：坐位或卧位。

位置：在第4胸椎棘突下，平行往外移6cm。《针灸甲乙经》："在第五椎下两旁各三寸陷者中。"

方向：直刺。

深度：1～2cm。

反应：局部抽麻等。

神经：分布着第5胸神经后支。

主治：阵发性心动过速、风湿性心脏病（风心病）、冠心病、心内膜炎、支气管炎、肺炎、肺结核、哮喘、肩背痛、高位截瘫等。

四、前正中线

前正中线共6个气穴。

1. 璇玑

名义：该气穴名是根据其对气管、肺之病症有显著疗效而定的，为了形容该部位之疗效，特选用古代珍贵的天文仪器"璇玑"为名。

体位：坐位。

位置：在胸骨柄中央，正对第14肋骨端凹陷处。《针灸甲乙经》："在天突出下一寸中央陷者中。"

方向：横刺。

深度：0.5 ～ 1cm。

反应：局部抽麻等。

神经：分布着头颈神经和肋间神经前皮支。

主治：扁桃体炎、咽炎、支气管炎、哮喘、肺气肿、肋间神经痛等。

2. 华盖

名义：该气穴名是根据其对胸部病症有显著疗效而定的，特别是对胸腔内脏器的病症疗效显著，为了形容该部位重要及珍贵，特命名"华盖"。

体位：坐位。

位置：在胸骨柄和胸骨体的交界处，即胸骨角的正中，正对第 2 肋骨端。《针灸甲乙经》："在璇玑下一寸陷者中。"

方向：横刺。

深度：0.5 ～ 1cm。

反应：局部抽麻等。

神经：分布着肋间神经前皮支。

主治：扁桃体炎、喉炎、支气管炎、肺气肿、胸膜炎等。

3. 紫宫

名义：该气穴名是根据其对胸腔内脏器病症有特殊疗效而定的。针刺该部位能治疗心肺某些病症，为了形容该部位非常珍贵，特命名"紫宫"。紫，紫色；宫，宫殿。"紫宫"直意即紫色的宫殿，系帝王所居之处。其真正含义是非常珍贵之部位。

体位：坐位。

位置：在胸骨体部的上 1/4 凹陷处，正对第 3 肋端。《针灸甲乙经》："在华盖下一寸六分陷者中。"

方向：横刺。

深度：0.5 ～ 1cm。

反应：局部抽麻等。

神经：分布着第 2 肋间神经前皮支。

主治：支气管炎、哮喘、肺结核、胸膜炎等。

4. 玉堂

名义：该气穴名是根据其对心肺之病症有显著疗效而定的。针刺该部位能治疗心肺某些病症，疗效好，很珍贵，特命名"玉堂"。玉，玉石；堂，殿堂。"玉堂"即贵重之殿堂。其真正含义是治疗心肺病症的珍贵部位。

体位：坐位。

位置：在胸骨体的中点，正对第 4 肋骨端。《针灸甲乙经》："在紫宫下一寸六分陷者中。"

方向：横刺。

深度：0.5 ～ 1cm。

反应：局部抽麻等。

神经：分布着肋间神经前皮支。

主治：支气管炎、哮喘、胸膜炎等。

5. 膻中

名义：该气穴名是根据其对心肺病症有显著疗效而定的，特命名"膻中"。"膻中"指胸腔中，该部位能治疗胸腔中的病症。

体位：坐位。

位置：在胸骨体的下 1/4 凹陷处，正对第 5 肋骨端。《针灸甲乙经》："在玉堂下一寸六分陷者中。"

方向：横刺。

深度：0.5 ～ 1cm。

反应：局部抽麻等。

神经：分布着肋间神经前皮支。

主治：支气管炎、哮喘、肺炎、肺结核、阵发性心动过速、冠心病、风心病、肋间神经痛、乳腺炎等。

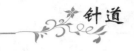

6. 中庭

名义：该气穴名是根据其对胸腔内某些病症有显著疗效而定的。针刺该部位能治疗肺、心的某些病症，疗效好，很珍贵，特命名"中庭"。中，中间；庭，庭院。"中庭"即中间的庭院。其真正含义即治疗肺、心病症的珍贵部位。

体位：仰卧位或坐位。

位置：在胸骨体和剑突的交界处，正对肋骨端。《针灸甲乙经》："在膻中下一寸六分陷者中。"

方向：直刺。

深度：0.5～1cm。

反应：局部抽麻等。

神经：分布着肋间神经前皮支。

主治：哮喘、急性胃肠炎等。

五、前正中旁线

前正中旁线共 6 个气穴。

1. 俞府

名义：该气穴名是根据其对肺、心病症有显著疗效而定的。针刺该部位能治疗肺、心某些病症，特命名"俞府"。俞，输注；府，通"腑"。"俞府"即通往腑之部位。其真正含义是治疗肺、心病症的好部位。

体位：坐位。

位置：在前正中旁线的锁骨下缘。《针灸甲乙经》："在巨骨下，去璇玑旁各二寸陷者中。"

方向：斜刺。

深度：1～2cm。

反应：局部抽麻等。

神经：分布着胸前神经、臂丛的锁骨下肌支、锁骨上神经和肋间神经前皮支。

主治：支气管炎、肺结核、肺炎、胸膜炎、哮喘、百日咳、冠心病、肋间神经痛等。

2. 彧中

名义：该气穴名是根据其对肺、心病症有显著疗效而定的。彧，茂盛；中，中间、中心。"彧中"即茂盛的中心。其真实含义是治疗肺、心病症的好部位。

体位：坐位。

位置：在前正中旁线的第 1 肋下。《针灸甲乙经》："在俞府下一寸六分陷者中。"

方向：斜刺。

深度：1～2cm。

反应：局部抽麻等。

神经：分布着胸前神经和肋间神经。

主治：支气管炎、肺结核、肺炎、胸膜炎、百日咳、阵发性心动过速、冠心病、肋间神经痛等。

3. 神藏

名义：该气穴名是根据其对心脏病变引起的心神障碍有显著疗效而定的。神，神明；藏，中医有心藏神之说。"神藏"即该穴对藏神的心的病症有较好疗效。

体位：坐位。

位置：在前正中旁线的第 2 肋缘下。《针灸甲乙经》："在彧中下一寸六分陷者中。"

方向：斜刺。

深度：1～2cm。

反应：局部抽麻等。

神经：分布着胸前神经及肋间神经。

主治：支气管炎、肺炎、肺气肿、肺结核、胸膜炎、冠心病等。

4. 灵墟

名义：该气穴名是根据其对心脏病症所致神灵障碍有显著疗效而定的。灵，神灵；墟，旧址。"灵墟"即神灵所在部位。其真实含义是能使心病变致神灵障碍恢复的好部位。

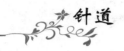

体位：坐位。

位置：在前正中旁线的第 3 肋缘下。《针灸甲乙经》："在神藏下一寸六分陷者中。"

方向：斜刺。

深度：1～2cm。

反应：局部抽麻等。

神经：分布着胸前神经和肋间神经。

主治：支气管炎、肺结核、胸膜炎、哮喘、冠心病、肋间神经痛等。

5. 神封

名义：该气穴名是根据其对心病致神灵障碍的显著疗效而定的。神，神明、神灵；封，封闭，帝王把土地等封给人之意。"神封"即封给神灵之部位。其真实含义是治疗心病的好部位。

体位：坐位。

位置：在前正中旁线的第 4 肋缘下。《针灸甲乙经》："在灵墟下一寸六分陷者中。"

方向：斜刺。

深度：1～2cm。

反应：局部抽麻等。

神经：分布着胸前神经和肋间神经。

主治：冠心病、阵发性心动过速、支气管炎、胸膜炎、哮喘、乳腺炎、肋间神经痛等。

6. 步廊

名义：该气穴名是根据其对肺气肿、哮喘等症有显著疗效而定的。针刺该部位能治疗肺气肿、哮喘等病症，使呼吸困难、气短消失，患者能轻松自如地行走，故命名"步廊"。步，步行；廊，走廊。"步廊"直意即步行的走廊。其真实含义是治疗肺气肿、哮喘等病症的好部位。

体位：坐位。

位置：在前正中旁线的第 5 肋缘下。《针灸甲乙经》："在神封下一寸六分陷者中。"

方向：斜刺。

深度：1～2cm。

反应：局部抽麻等。

神经：分布着胸前神经和肋间神经。

主治：支气管炎、哮喘、肺气肿、胸膜炎、冠心病、乳腺炎、肋间神经痛等。

六、锁乳肋线

锁乳肋线共 5 个气穴。

1. 气户

名义：针刺该部位能治疗某些与呼吸有关的证候，形容该部位为气之门户，特命名"气户"。

体位：坐位或卧位。

位置：在锁乳肋线的锁骨下缘。《针灸甲乙经》："在巨骨下俞府旁各二寸陷者中。"

方向：斜刺。

深度：1～2cm。

反应：局部抽麻等。

神经：分布着锁骨上神经、胸前神经分支。

主治：支气管炎、肺结核、肺炎、胸膜炎、哮喘、百日咳、冠心病等。

2. 库房

名义：针刺该气穴能治疗某些心肺的多种病症，形容该部位作用非常广泛，特命名"库房"。

体位：坐位或卧位。

位置：在锁乳肋线的第 1 肋缘下。《针灸甲乙经》："在气户下一寸六分陷者中。"

方向：斜刺。

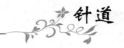

深度：1～2cm。

反应：局部抽麻等。

神经：分布着胸前神经和肋间神经。

主治：支气管炎、肺炎、胸膜炎、哮喘、冠心病等。

3. 屋翳

名义：针刺该气穴能治疗胸腔内多种病症，为了形容该部位对胸腔内多种病症有显著疗效，特命名"屋翳"。古人将胸腔比作屋；翳，有盖、窗之意。"屋翳"直意是屋的窗户或盖。其真正含义即进入胸腔的窗口，治疗胸内病症的好部位。

体位：坐位或卧位。

位置：在锁乳肋线的第2肋缘下。《针灸甲乙经》："在库房下一寸六分陷者中。"

方向：斜刺。

深度：1～2cm。

反应：局部抽麻等。

神经：分布着胸前神经和肋间神经。

主治：支气管炎、肺结核、肺炎、胸膜炎、冠心病、肋间神经痛等。

4. 膺窗

名义：该气穴名是根据其对胸腔内脏器多种病症有显著疗效而定的。膺，胸；窗，窗户。"膺窗"即胸的窗口，窗口能直接通往胸腔。其实际含义即治疗胸腔内病症的好部位。

体位：坐位或卧位。

位置：在锁乳肋线的第3肋缘下。《针灸甲乙经》："在屋翳下一寸六分。"

方向：斜刺。

深度：1～2cm。

反应：局部抽麻等。

神经：分布着胸前神经和肋间神经。

主治：支气管炎、肺结核、肺炎、胸膜炎、哮喘、冠心病、乳腺炎、肋间神经痛等。

5. 乳中

名义：该气穴名是根据其所在部位而定的。

体位：坐位。

位置：在锁乳肋线的第 5 肋缘下。《针灸甲乙经》："在乳下一寸六分陷者中。"

方向：斜刺。

深度：1 ～ 2cm。

反应：局部抽麻等。

神经：分布着胸前神经和肋间神经。

主治：乳腺炎、乳汁分泌不足、支气管炎、肺结核、胸膜炎、冠心病、肋间神经痛等。

七、前外侧线

前外侧线共 6 个气穴。

1. 云门

名义：该气穴名是根据其对肺、心某些病症有显著疗效而定的。

体位：坐位或卧位。

位置：在前外线的锁骨外端下缘，肩胛骨喙突的内侧。《针灸甲乙经》："在巨骨下，气户两旁各二寸陷者中。动脉应手。"

方向：向外斜刺。

深度：1 ～ 2cm。

反应：局部抽麻等。

神经：分布着锁骨上神经中、后支，胸前神经分支及臂丛的外侧束。

主治：支气管炎、胸膜炎、哮喘、冠心病、肋间神经痛、臂丛神经炎等。

2. 中府

名义：该气穴名是根据其能治疗胸腔内脏器某些病症而定的。古人为了肯定该部位的疗效价值，特命名"中府"。中，集中；府，储藏财物的地方（府库）。"中府"实际含义即治疗胸内多种病症最重要的部位。

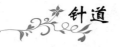

体位：坐位或卧位。

位置：在前外侧线第2肋骨的外侧。《针灸甲乙经》："在云门下一寸乳上三肋间陷者中，动脉应手。"

方向：向外斜刺。

深度：1～2cm。

反应：局部抽麻等。

神经：分布着胸前神经、胸神经和肋间神经。

主治：支气管炎、肺结核、肺炎、胸膜炎、哮喘、阵发性心动过速、冠心病等。

3. 周荣

名义：该气穴名是根据其对心、肺某些病症有显著疗效而定的。周，周围、周行；荣，荣养。"周荣"即荣养周围。其真正含义是针刺该部位对心、肺病症有显著疗效。

体位：坐位或卧位。

位置：在前外线的第2肋下。《针灸甲乙经》："在中府下一寸六分陷者中。"

方向：斜刺。

深度：1～2cm。

反应：局部抽麻等。

神经：分布着胸前神经、胸长神经和肋间神经。

主治：支气管炎、肺气肿、肺结核、胸膜炎、哮喘、冠心病、肋间神经痛等。

4. 胸乡

名义：针刺该部位能治疗胸腔脏器部分病症，特命名"胸乡"。

体位：坐位或卧位。

位置：在前外侧线的第3肋缘下。《针灸甲乙经》："在周荣下一寸六分陷者中。"

方向：斜刺。

深度：1～2cm。

反应：局部抽麻等。

神经：分布着胸前神经、胸长神经和肋间神经。

主治：支气管炎、肺气肿、哮喘、冠心病、肋间神经痛等。

5. 天溪

名义：针刺该部位对心、肺病症有显著疗效，为了形容其疗效，特命名"天溪"。溪，山间小溪。"天溪"即最大的溪。其真正含义是治疗心、肺病症的最好部位。

体位：坐位或卧位。

位置：在前外侧线第4肋缘下。《针灸甲乙经》："在胸乡下一寸六分陷者中。"

方向：斜刺。

深度：1～2cm。

反应：局部抽麻等。

神经：分布着胸长神经和肋间神经。

主治：支气管炎、肺结核、肺炎、胸膜炎、哮喘、冠心病、乳腺炎、肋间神经痛等。

6. 食窦

名义：该气穴名是根据其对消化系统病症有疗效而定的。食，饮食；窦，空、道。"食窦"即食物通过之道路。

体位：坐位或卧位。

位置：在前外线的第5肋缘下。《针灸甲乙经》："在天溪下一寸六分陷者中。"

方向：斜刺。

深度：1～2cm。

反应：局部抽麻等。

神经：分布着胸长神经和肋间神经。

主治：肺气肿、肺炎、冠心病、肝炎、胆囊炎、胃炎、十二指肠溃疡、肋间神经痛等。

第四节　上腹及背部

上腹及背部气穴共 48 个，分为背正中线、背正中旁线、背侧线、前正中线、前正中旁线、前侧 1 线、前侧 2 线、前侧 3 线。

一、背正中线

背正中线共 5 个气穴。

1. 灵台

名义：该气穴名是根据其对某些病症有显著疗效而定的。灵，灵验、聪明；台，指建造的台子。"灵台"直意即建造的非常灵验的台子，实际含义是治疗某些病症非常灵验的特殊部位。

体位：坐位。

位置：在第 5 胸椎棘突下。《素问·气府论》："在第六椎节下间。"（王冰注）

方向：垂直刺入。

深度：1.5 ～ 2cm。

反应：局部抽麻感。

神经：分布着第 6 胸神经后支。

主治：哮喘、支气管炎、肺炎、心动过速、肋间神经痛、肠胃炎、肝炎、胆囊炎等。

2. 至阳

名义：针刺该部位对躯体四肢多种病症有效，特命名"至阳"。至，到；阳，古人称人体背部为阳。

体位：坐位或卧位。

位置：在第 6 胸椎棘突下。《针灸甲乙经》："在第七椎节下间。"

方向：垂直刺入。

深度：1.5 ～ 2cm。

反应：局部抽麻。

神经：分布着第7胸神经后支。

主治：消化不良、胃炎、肝炎、胆囊炎、肺气肿、冠心病、背痛等。

3. 筋缩

名义：该气穴名主要是根据其治疗的证候而定的。因脊骨空里髓在此部位疾病后可引起屈曲性瘫痪，似筋缩，针刺该部位能使似筋缩的现象治愈或好转，故命名"筋缩"。

体位：坐位或卧位。

位置：在第8胸椎棘突下。《针灸甲乙经》："在第九椎节下间。"

方向：垂直刺入。

深度：1.5～2cm。

反应：局部抽麻。

神经：主要分布着第9胸神经后支。

主治：截瘫、背痛、癫痫、胃炎、胃痉挛、胃溃疡、肝炎、胆囊炎等。

4. 中枢

名义：该气穴名是根据其所在部位而定的。该部位在第9胸椎棘突下，古人认为脊柱为21节，此在十椎节下间，近脊椎的中间，因脊骨空里髓又称枢，所以将此部位称为"中枢"。

体位：坐位或卧位。

位置：在第9胸椎棘突下。

方向：垂直刺入。

深度：1.5～2cm。

反应：局部抽麻等。

神经：分布着第10胸神经后支。

主治：消化不良、急性胃肠炎、胆囊炎、腰背痛等。

5. 脊中

名义：该气穴名是根据其所在部位而定的。脊中在十一椎节下间，古人认为脊

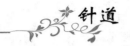

椎为 21 节，十一节下即其中间，特命名"脊中"。

体位：坐位或卧位。

位置：在第 10 胸椎棘突下。《针灸甲乙经》："在第十一椎节下间。"

方向：垂直刺入。

深度：1.5 ～ 2cm。

反应：局部抽麻。

神经：分布着第 11 胸神经后支。

主治：急性胃肠炎、细菌性痢疾、消化不良、癫痫等。

二、背正中旁线

背正中旁线共 6 个气穴。

1. 督俞

名义：督俞，即治疗督脉病症的腧穴。该气穴名是根据其对督脉病症有显著疗效和解剖后发现该部位之经脉与督脉有特殊联系而定的。

体位：坐位或卧位。

位置：在第 5 胸椎棘突下缘，平行往外移 3cm。《针灸资生经》："在第六椎下两旁各一寸五分。"

方向：垂直刺入。

深度：2 ～ 3cm。

反应：局部抽麻等。

神经：分布着第 6 胸神经后支、副神经和胸背神经。深层是第 6 胸椎神经节的节前纤维（白交通支）和感觉神经传导纤维。

主治：心内膜炎、心动过速、风心病、冠心病、肝炎、胆囊炎、胃炎、胃溃疡等。

2. 膈俞

名义：膈俞即膈的腧穴。该气穴名是根据其对与膈相关病症有显著疗效和解剖后发现该部位之经脉与膈有联系而定的。

体位：坐位或卧位。

位置：在第 6 胸椎棘突下缘，平行往外移 3cm。《针灸甲乙经》："在第七椎下两旁各一寸五分。"

方向：垂直刺入。

深度：2 ～ 3cm。

反应：局部抽麻。

神经：分布着第 7 胸神经后支、副神经和胸背神经。深层是第 7 胸椎横突下和椎间孔，此孔发出的神经根系第 7 胸神经根，支配肝、胆、胃的第 7 胸交感神经节的节前纤维（白交通支）和感觉传导纤维。

主治：胃炎、胃溃疡、胃痉挛、肝炎、胆囊炎、心内膜炎、惊悸、胸膜炎、哮喘、肠炎等。

3. 肝俞

名义：肝俞即治疗肝病症的腧穴。该气穴名是其对某些肝病症有显著疗效和解剖后发现该部位之经脉与肝脏有特殊联系而定的。

体位：坐位或卧位。

位置：在第 8 胸椎棘突高点，平行往外移 3cm。《针灸甲乙经》："在第九椎两旁各一寸五分。"

方向：垂直刺入。

深度：2 ～ 3cm。

反应：局部抽麻。

神经：分布着第 9 胸神经后支。深层是第 9 胸椎横突下和椎间孔，此孔发出的神经根系第 9 胸神经根，支配肝、胆、胃的第 9 胸交感神经节的节前纤维（白交通支）和感觉传导纤维。

主治：急性胃炎、胃溃疡、胃扩张、胃痉挛、胃出血、肝炎、胆囊炎、胆结石、肠炎等。

4. 胆俞

名义：胆俞即治疗胆病症的腧穴。该气穴名是根据其对某些胆病症有显著疗效

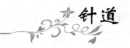

和解剖后发现该部位之经脉与胆囊有特殊联系而定的。

体位：坐位或卧位。

位置：在第9胸椎棘突下缘，平行往外移3cm。《针灸甲乙经》："在第十椎下两旁各一寸五分。"

方向：垂直刺入。

深度：2～3cm。

反应：局部抽麻等。

神经：分布着第10胸神经后支。深层是第10胸椎横突下和椎间孔，此孔发出的神经根系第10胸神经根，支配小肠的第10胸交感神经节的节前纤维（白交通支）和感觉传导纤维。

主治：急、慢性胃肠炎，细菌性痢疾，肠痉挛，肠虫症，消化不良，肝炎，胆囊炎，胃炎等。

5. 脾俞

名义：脾俞即治疗脾病症的腧穴。该气穴名是根据其对某些脾之病症疗效显著而定的。

体位：坐位或卧位。

位置：在第10胸椎棘突下缘，平行往外移3cm。《针灸甲乙经》："在第十一椎下两旁各一寸五分。"

方向：垂直刺入。

深度：2～3cm。

反应：局部抽麻。

神经：分布着第11胸神经后支。深层是第11胸椎横突下和椎间孔，此孔发出的神经根系第11胸神经根，支配小肠、结肠的第11胸交感神经节的节前纤维（白交通支）和感觉传导纤维。

主治：急、慢性胃肠炎，细菌性痢疾，肠虫症，消化不良，肠炎，胃、十二指肠溃疡，腹水，肝炎，胆囊炎等。

6. 胃俞

名义：胃俞即治疗胃病症的腧穴。该气穴名是根据其对胃的某些病症有显著疗效及解剖后发现该部位之经脉与胃有特殊联系而定的。

体位：坐位或卧位。

位置：在第 11 胸椎棘突下，紧靠第 12 胸椎棘突上，平行往外移 3cm。《针灸甲乙经》："在第十二椎下两旁各一寸五分。"

方向：垂直刺入。

深度：3 ～ 4cm。

反应：局部抽麻。

神经：分布着第 12 胸神经后支。深层是第 12 胸椎横突下和椎间孔，此孔发出的神经根系第 12 胸神经根，支配第 12 胸交感神经节的节前纤维（白交通支）和感觉传导纤维。

主治：肠炎，消化不良，肠鸣，腹部胀满，过敏性结肠炎，胃、十二指肠溃疡，胃炎等。

三、背侧1线

背侧 1 线共 6 个气穴。

1. 譩譆

名义：譩譆指叹息声。因以手压穴处，"令患者呼譩譆应手"，故而得名。

体位：坐位或卧位。

位置：在第 5 胸椎棘突下缘，平行往外移 6cm。《针灸甲乙经》："在肩膊内廉，挟第六椎下两旁各三寸。"

方向：直刺。

深度：1 ～ 2cm。

反应：局部抽麻等。

神经：深层为第 6 胸神经后支。

主治：阵发性心动过速、风心病、冠心病、心内膜炎、支气管炎、肺炎、肺结

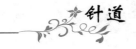

核、哮喘、呃逆、急性胃炎等。

2. 膈关

名义：该气穴名主要是根据其对膈的病症有显著疗效而定的。古人认为此处是通向膈的关口，故命名"膈关"。

体位：坐位或卧位。

位置：在第6胸椎棘突下，平行往外移6cm。《针灸甲乙经》："在第七椎下两旁各三寸陷者中。"

方向：直刺。

深度：1～2cm。

反应：局部抽麻等。

神经：分布着第7胸神经后支。

主治：急性胃炎、膈肌痉挛、肋间神经痛等。

3. 魂门

名义：古人认为肝与精神、情感关系密切。针刺该部位对肝病引起的精神、情感障碍有疗效，特命名"魂门"。魂有精神、情感之意。

体位：坐位。

位置：在第8胸椎棘突下，平行往外移6cm陷者中。《针灸甲乙经》："在第九椎下两旁各三寸陷者中。"

方向：直刺。

深度：1～2cm。

反应：局部抽麻等。

神经：分布着第9胸神经后支。

主治：肝炎、胆囊炎、胃炎、胃溃疡、消化不良等。

4. 阳纲

名义：该气穴名主要是根据其对某些病症有显著疗效而定的。阳，体表背部；纲，统帅。针刺该部位对背部多种病症有效，特命名"阳纲"。

体位：卧位。

位置：在第 9 胸椎棘突下，平行往外移 6cm 陷者中。《针灸甲乙经》："在第十椎下两旁各三寸陷者中。"

方向：垂直刺入。

深度：1～2cm。

反应：局部抽麻等。

神经：分布着胸神经后支、第 10 肋间神经干。

主治：腰背疼痛、消化不良、胃溃疡、胃炎、肝炎、胆囊炎、肠炎、细菌性痢疾、肠虫症等。

5. 意舍

名义：古人认为脾与精神、情感关系密切。针刺该部位对脾病引起的情感、意识障碍有疗效，特命名"意舍"。

体位：卧位。

位置：在第 10 胸椎棘突下，平行往外移 6cm。《针灸甲乙经》："在第十一椎下两旁各三寸陷者中。"

方向：直刺。

深度：2～3cm。

反应：局部抽麻等。

神经：分布着第 11 肋间神经干。

主治：消化不良、肠炎、细菌性痢疾等。

6. 胃仓

名义：该气穴名是根据其对胃病有特殊疗效而定的。因胃部之多种病变常引起食欲不佳，进食较少，针刺该部位能使多种胃病治愈或好转，食欲增加，古人形容治疗后胃功能正常，能容纳很多东西，似仓库，故名"胃仓"。

体位：卧位。

位置：在第 11 胸椎棘突下，平行往外移 6cm。《针灸甲乙经》："在第十二椎下两旁各三寸陷者中。"

方向：直刺。

深度：2～3cm。

反应：局部抽麻等。

神经：分布着第 12 肋间神经干。

主治：胃炎、过敏性结肠炎、便秘、十二指肠溃疡、肠炎等。

四、前正中线

前正中线共 10 个气穴。

1. 鸠尾

名义：该气穴于胸骨剑突尖端下，胸骨剑突似鸠鸟之尾，特命名"鸠尾"。

体位：卧位。

位置：在胸骨剑突尖端下约 1cm。《针灸甲乙经》："在臆前蔽骨下五分。"

方向：直刺，向下斜刺。

深度：1～2cm。

反应：局部抽麻、胀痛等。

神经：分布着肋间神经前皮支。

主治：急性肠炎，胃、十二指肠溃疡，哮喘，冠心病等。

2. 巨阙

名义：该气穴名是根据其对气闭、昏倒等症有显著疗效而定的。

体位：卧位。

位置：在鸠尾下 2cm。《针灸甲乙经》："在鸠尾下一寸。"

方向：直刺。

深度：1～2cm。

神经：分布着第 7 肋间神经前皮支。深部正对肝的左叶。

主治：急性胃炎，胃、十二指肠溃疡，胃痉挛，胃下垂，消化不良，腹膜炎，胸膜炎，支气管炎，冠心病，肝炎，胆囊炎等。

3. 上脘

名义：该气穴名是根据其所在部位而定的。上，上部；脘，胃脘。"上脘"即胃脘的上部。该气穴正位于胃脘上部对应的体表部位，特命名"上脘"。

体位：卧位。

位置：在中脘上 2cm。《针灸甲乙经》："在巨阙下一寸五分。"

方向：直刺。

深度：2～3cm。

反应：局部抽麻等。

神经：分布着第 7 肋间神经前皮支。

主治：急、慢性胃炎，胃扩张，胃下垂，食欲不振，消化不良，胃溃疡，腹膜炎，肾炎等。

4. 中脘

名义：该气穴名是根据其所在部位而定的。中，中部；脘，胃脘。"中脘"即胃的中部。该气穴正位于胃脘中部对应的体表部位，特命名"中脘"。

体位：卧位。

位置：在脐上 8cm。《针灸甲乙经》："在上脘下一寸。"

方向：直刺。

深度：2～4cm。

反应：局部抽麻等。

神经：分布着第 7 肋间神经前皮支。

主治：急、慢性胃炎，胃、十二指肠溃疡，胃扩张，胃下垂，胃酸过少，膈肌痉挛，腹膜炎，肠炎，食欲不振，消化不良，肾结石，休克等。

5. 建里

名义：该气穴名是根据其对上腹部多种病症有显著疗效而定的。建，建设；里，腹里。"建里"即建设腹里。其真正含义是治疗腹里病症的好部位。

体位：卧位。

位置：在脐上 6cm。《针灸甲乙经》："在中脘下一寸。"

方向：直刺。

深度：2～4cm。

反应：局部抽麻等。

神经：分布着第8肋间神经前皮支。

主治：胃扩张，胃下垂，急性胃肠炎，胃、十二指肠溃疡，膈肌痉挛，腹膜炎等。

6. 下脘

名义：该气穴名是根据其所在部位而定的。下，下部；脘，胃脘。"下脘"即指胃脘的下部。该气穴在胃脘下部对应的体表部位，特命名"下脘"。

体位：卧位。

位置：在脐上4.5cm。《针灸甲乙经》："在建里下一寸。"

方向：直刺。

深度：2～4cm。

反应：局部抽麻等。

神经：分布着第8肋间神经前皮支。

主治：胃扩张，胃下垂，急性胃炎，胃、十二指肠溃疡，肠炎等。

7. 水分

名义：该气穴名是根据其对腹泻等症有显著疗效而定的。针刺后能迅速使大便中的水分有明显改变，特命名"水分"。

体位：卧位。

位置：在脐上2cm。《针灸甲乙经》："在下脘下一寸，脐上一寸。"

方向：直刺。

深度：2～4cm。

反应：局部抽麻等。

神经：分布着第8、9肋间神经前皮支。

主治：胃下垂、腹泻、腹水等。

8. 神阙

名义：该气穴名是根据其对气闭昏厥有显著疗效而定的。该气穴仅灸，禁刺。

体位：卧位。

位置：在脐正中。《针灸甲乙经》："脐中。"

神经：分布着第 10 肋间神经前皮支。

主治：慢性胃肠炎、细菌性痢疾、腹水等。

9. 阴交

名义：该气穴名是根据其对腹内某些病症有效而定的。古人称体表为阳、体腔内为阴，故命名"阴交"。

体位：卧位。

位置：在脐下 2.5cm。《针灸甲乙经》："在脐下一寸。"

方向：直刺。

深度：2 ～ 4cm。

反应：局部抽麻等。

神经：分布着第 10 肋间神经前皮支。

主治：腹膜炎、细菌性痢疾、肠炎、过敏性结肠炎、月经不调、功能性子宫出血等。

10. 气海

名义：该气穴名是根据其对下腹部某些病症有显著疗效而定的。气有多种含义，中医界习惯指病象或病名，如湿气、脚气、痰气等。"气海"即治疗腹内多种病症的海。

体位：卧位。

位置：在脐下 4cm。《针灸甲乙经》："在脐下一寸五分。"

方向：直刺。

深度：2 ～ 4cm。

反应：局部抽麻等。

神经：分布着第 11 肋间神经前皮支等。

主治：腹膜炎、细菌性痢疾、肠炎、过敏性结肠炎、月经不调、功能性子宫出血、痛经、膀胱炎、遗精、遗尿等。

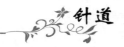

五、前正中旁线

前正中旁线共 6 个气穴。

1. 幽门

名义：该气穴名是根据其所在部位而定的。幽门，指胃的下口，为七冲门之一。《难经·四十四难》："太仓下口为幽门。"该部位直下即幽门附近，由此而得名。

体位：卧位。

位置：在巨阙旁各 2cm。《针灸甲乙经》："在巨阙旁各五分陷者中。"

方向：直刺。

深度：1 ～ 2cm。

反应：局部抽麻等。

神经：分布着第 7 肋间神经前皮支。

主治：胃、十二指肠溃疡，急性胃肠炎，胃下垂，肝炎，胆囊炎，支气管炎，肋间神经痛等。

2. 腹通谷

名义：该气穴名是根据其对腹内某些病症有显著疗效而定的。古人认为该部位是通向腹深部的穴道，特命名"腹通谷"。

体位：卧位。

位置：在上脘旁 2cm。《针灸甲乙经》："在幽门下一寸陷者中。"

方向：直刺。

深度：1.5 ～ 3cm。

反应：局部抽麻等。

神经：分布着第 7 肋间神经前皮支。

主治：急、慢性胃炎，胃扩张，胃下垂，胃痉挛，消化不良，肝炎，胆囊炎，哮喘等。

2. 阴都

名义：该气穴名是根据其对腹内某些病症有显著疗效而定的。古人称外为阳、内为阴，腹内用"阴"代表；都，重要、大。为了形容该部位对腹内某些病症的疗效，特命名"阴都"。

体位：卧位。

位置：在中脘旁 2cm。《针灸甲乙经》："在通谷下一寸。"

方向：直刺。

深度：2～4cm。

反应：局部抽麻等。

神经：分布着第 7 肋间神经前皮支。

主治：急、慢性胃炎，肝炎，胆囊炎，腹膜炎，哮喘等。

3. 石关

名义：该气穴名是根据其对消化功能障碍有特殊疗效而定的。形容针刺该部位后，胃肠连石头都可以消化，特命名"石关"。

体位：卧位。

位置：在建里穴旁 2cm。《针灸甲乙经》："在阴都下一寸。"

方向：直刺。

深度：2～4cm。

反应：局部抽麻等。

神经：分布着第 8 肋间神经前皮支。

主治：胃炎、消化不良、胃痉挛、便秘、肝炎、胆囊炎等。

4. 商曲

名义：该气穴名是根据其对胃肠某些病症有显著疗效而定的。针刺该部位能治疗胃肠的某些病症，使其功能恢复正常。胃肠都是弯弯曲曲的；商，商榷、得到。"商曲"即得到弯弯曲曲之原状。

体位：卧位。

位置：在下脘穴旁 2cm。《针灸甲乙经》："在石关下一寸。"

方向：直刺。

深度：2～4cm。

反应：局部抽麻等。

神经：分布着第 8 肋间神经前皮支。

主治：胃痉挛、急性胃肠炎、腹膜炎、消化不良、肝炎、胆囊炎等。

5. 肓俞

名义：该气穴名是根据其对腹内某些病症有显著疗效而定的。肓，膏肓，或深部；俞，腧穴。"肓俞"直意即达到深部的腧穴。其真正含义是治疗腹内病症的腧穴。

体位：卧位。

位置：在脐中旁 2cm。《针灸甲乙经》："在商曲下一寸，直脐旁五分。"

方向：直刺。

深度：2～4cm。

反应：局部抽麻等。

神经：分布着第 10 肋间神经前皮支。

主治：便秘、肠炎、脱肛、月经不调等。

6. 中注

名义：针刺该部位对下腹部某些病症有显著疗效，特命名"中注"。中，中间、集中等；注，灌注、注入等。"中注"直意即集中注入。其真正含义即治疗下腹部某些病症的好部位。

体位：卧位。

位置：在阴交旁 2cm。《针灸甲乙经》："在肓俞下五分。"

方向：直刺。

深度：2～4cm。

反应：局部抽麻等。

神经：分布着第 10 肋间神经前皮支。

主治：便秘、肠炎、脱肛、月经不调等。

六、前侧1线

前侧1线共8个气穴。

1. 不容

名义：针刺该部位能治愈某些胃病，对食欲不振、消化不良疗效尤甚，为形容该部位之特殊功效，特命名"不容"。不容即不能容纳，实际指针刺该部位专治胃不能容纳。

体位：卧位。

位置：在幽门旁4cm。《针灸甲乙经》："在幽门旁各一寸五分。"

方向：直刺。

深度：1.5～2.5cm。

反应：局部抽麻等。

神经：分布着第7肋间神经分支。

主治：急性胃炎，胃、十二指肠溃疡，胃扩张，腹胀，食欲不振，肝炎，胆囊炎，肋间神经痛等。

2. 承满

名义：针刺该部位能治疗某些胃肠病，可使食欲及消化功能恢复正常。为形容针刺该部位后，使胃能承受很多食物，特命名"承满"。

体位：卧位。

位置：在腹通谷旁4cm。《针灸甲乙经》："在不容下一寸。"

方向：直刺。

深度：1.5～2.5cm。

反应：局部抽麻等。

神经：分布着第7肋间神经分支。

主治：急性胃肠炎，胃、十指肠溃疡，胃痉挛，幽门梗阻，腹膜炎，肝炎，胆囊炎等。

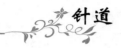

3. 梁门

名义：针刺该部位能治疗腹内某些病症。形容该部位似进入腹腔的桥梁、门户，特命名"梁门"。

体位：卧位。

位置：在阴都穴旁 4cm。《针灸甲乙经》："在承满下一寸。"

方向：直刺。

深度：1.5 ～ 2.5cm。

反应：局部抽麻等。

神经：分布着第 8 肋间神经分支。

主治：急性胃炎，胃痉挛，胃、十二指肠溃疡，胃扩张，肝炎，胆囊炎等。

4. 关门

名义：针刺该部位能治疗腹内某些病症。为形容该部位之功效，特命名"关门"。其直意是关口或门户。真实含义即是治疗腹内病症的好部位。

体位：卧坐。

位置：在石关穴旁 4cm。《针灸甲乙经》："在梁门下，太乙上。"

方向：直刺。

深度：2 ～ 4cm。

反应：局部抽麻等。

主治：急性胃肠炎、胃痉挛、食欲减退、消化不良、便秘、遗尿、腹水等。

5. 太乙

名义：针刺该部位能治疗上腹部某些病症。为形容该部位之功效，特命名"太乙"。太，最好，到极点；乙，天干第二。"太乙"是第二达到了极点，即第一之意。

体位：卧位。

位置：在商曲穴旁 4cm。《针灸甲乙经》："在关门下一寸。"

方向：直刺。

深度：2 ～ 4cm。

反应：局部抽麻等。

神经：分布着第 8、9 肋间神经分支。

主治：急性胃肠炎、胃痉挛、消化不良、遗尿、癫痫、精神分裂症等。

6. 滑肉门

名义：针刺该部位能治疗某些腹内病症，特别是对消化不良疗效尤甚。为了肯定和形容该部位之功效，特命名"滑肉门"。消化不良，特别是吃肉后更易腹泻，针刺该部位后能治疗消化不良，吃肉后也不腹泻。"滑肉门"真正含义即防止滑肉的门户。

体位：卧位。

位置：在水分穴旁 6cm。《针灸甲乙经》："在太乙下一寸。"

方向：直刺。

深度：2 ～ 4cm。

反应：局部抽麻等。

神经：分布着第 9 肋间神经分支。

主治：急性胃肠炎，胃、十二指肠溃疡，肠炎，细菌性痢疾，肝硬化腹水，肾炎引起浮肿，月经不调等。

7. 天枢

名义：针刺该部位能治疗腹内某些病症。为形容该部位之特殊功效，特命名"天枢"。

体位：卧位。

位置：在脐旁 6cm。《针灸甲乙经》："挟脐两旁各二寸陷者中。"

方向：直刺。

深度：2 ～ 5cm。

反应：局部抽麻等。

神经：分布着第 10 肋间神经分支。

主治：急、慢性胃肠炎，肠虫症，细菌性痢疾等。

8. 外陵

名义：该气穴名是根据其所在部位而定的。因其在腹直肌外侧，腹直肌较高，故古人将其比喻为"陵"。

体位：卧位。

位置：在中注旁 4cm。《针灸甲乙经》："在天枢下，大巨上。"

方向：直刺。

深度：2～5cm。

反应：局部抽麻等。

神经：分布着第 10 肋间神经分支。

主治：急、慢性肠炎，细菌性痢疾，腹膜炎，子宫、附件炎等。

七、前侧 2 线

前侧 2 线共 4 个气穴。

1. 期门

名义：针刺该部位能治疗右上腹部某些病症，对肝病疗效尤甚，古人为了形容该部位之功效，特命名"期门"。期，盼望、希望；门，门户。"期门"直意即期望之门户。其真实含义是治疗右上腹部病症的好部位。

体位：卧位。

位置：在乳头直下，第 6 肋间隙。《针灸甲乙经》："在第二肋端，不容旁一寸五分，上直两乳。"

方向：直刺。

深度：1～2cm。

反应：局部抽麻等。

神经：分布着第 6 肋间神经。

主治：肝炎、胆囊炎、胁痛、腹胀、吐酸、乳痛等。

2. 日月

名义：针刺该穴部位能治疗右上腹病症，对胆之病症疗效尤甚。古人为了形容该部位之功效，特命名"日月"。日，太阳；月，月亮。"日月"即太阳、月亮。其真正含义是治疗右上腹部病症的好部位。

体位：卧位。

位置：在期门下 1 肋，即指乳头直下第 7 肋间隙。《针灸甲乙经》："在期门下一寸五分。"

方向：直刺。

深度：1 ～ 1.5cm。

反应：局部抽麻等。

神经：分布着第 7 肋间神经。

主治：急性胃炎，胃痉挛，胃、十二指肠溃疡，肝炎，胆囊炎，胆结石，膈肌痉挛，消化不良等。

3. 腹哀

名义：针刺该部位能治疗腹内某些病症。为了形容该部位之显著功效，特命名"腹哀"。哀，哀求。"腹哀"含义是腹部哀求在该部位针刺，以治疗其病症。

体位：卧位。

位置：在日月穴直下，与建里穴平行。《针灸甲乙经》："在日月下一寸五分。"

方向：直刺。

深度：1 ～ 2cm。

反应：局部抽麻等。

神经：分布着第 8 肋间神经。

主治：胃、十二指肠溃疡，胃炎，胃痉挛，消化不良，腹膜炎等。

4. 大横

名义；针刺该部位能治疗腹部某些病症，为了形容该部位之特殊功效，特命名"大横"。横，意外、不寻常。"大横"直意是大不寻常，非常特殊。其真实含义是治疗腹部某些病症的好部位。

体位：卧位。

位置：在腹哀直下与脐平行之处。《针灸甲乙经》："在腹哀下三寸，直脐旁。"

方向：直刺。

深度：2.5～4cm。

反应：局部抽麻等。

神经：分布着第 10 肋间神经。

主治：急、慢性胃肠炎，习惯性便秘，肝炎，胆囊炎等。

八、前侧 3 线

前侧 3 线共 2 个气穴。

1. 章门

名义：该气穴名是根据其对胸腹某些病症有显著疗效而定的。章，篇章、乐章，如第一章等；门，门户。"章门"即这个篇章之门户。因章门位于胸腹之侧，故其实际含义是治疗胸腹某些病症的好部位。

体位：侧卧位。

位置：在侧腹部，第 11 肋游离端的下方。《针灸甲乙经》："在大横外，直脐季肋端。"

方向：垂直。

深度：2～2.5cm。

反应：局部抽麻等。

神经：分布着第 10 肋间神经。

主治：胸膜炎、哮喘、急性胃肠炎、肝炎、胆囊炎等。

2. 带脉

名义：该气穴名是根据其位于带脉（古人描述）之范围内而定的。

体位：侧卧位。

位置：在章门穴直下与脐平行线相交点。《针灸甲乙经》："在季肋下一寸八分。"

方向：垂直刺入。

深度：2～2.5cm。

反应：局部抽麻等。

神经：分布着肋下神经。

主治：月经不调、腰痛等。

第五节　下腹及背部

下腹及背部气穴共 38 个，分为背正中线、背正中旁线、背侧 1 线、背侧 2 线、前正中线、前正中旁线、前侧 1 线、前侧 2 线、前侧 3 线。

一、背正中线

背正中线共 3 个气穴。

1. 悬枢

名义：该气穴名是根据其直下的脊骨空里髓而定的。悬，悬吊；枢，中枢。"悬枢"直意即悬吊的中枢。因悬枢位于十三椎节下间。现代解剖证明十三椎节下间即第 1 腰椎下缘，成人脊髓下缘即在此处悬吊。可见古人在当时已清楚地知道脊骨空里髓，并称其为枢，特命名"悬枢"。

体位：坐位或卧位。

位置：在第 1 腰椎棘突下。《针灸甲乙经》："在第十三椎节下间。"

方向：垂直刺入。

深度：1.5 ～ 2cm。

反应：局部抽麻。

神经：分布着第 1 腰神经后支。

主治：腰痛、背痛、过敏性肠炎等。

2. 命门

名义：该气穴名是根据其对某些重要病症有显著疗效而定的。命，生命；门，门户。"命门"即生命的门户。

体位：坐位或卧位。

位置：在第 2 腰椎棘突下。《针灸甲乙经》："在第十四椎节下间。"

方向：垂直刺入。

深度：1.5～2cm。

反应：局部抽麻。

神经：分布着第2腰神经后支。

主治：腰痛，急、慢性胃炎，遗精，阳痿，消化不良等。

3. 腰阳关

名义：该气穴名是根据其对腰部病症有特殊疗效而定的。

体位：坐位或卧位。

位置：在第4腰椎棘突下。《针灸甲乙经》："在第十六椎节下间。"

方向：垂直刺入。

深度：1.5～2cm。

反应：局部抽麻等。

神经：分布着第4腰神经后支。

主治：腰痛、腰骶神经根炎、根性坐骨神经痛、月经不调、功能性子宫出血、急性膀胱炎、小儿夜尿等。

二、背正中旁线

背正中旁线共13个气穴。

1. 三焦俞

名义：该气穴名是根据其对三焦部位某些病症有显著疗效而定的。

体位：坐位或卧位。

位置：在第12胸椎棘突下至第1腰椎棘突顶点的中央，平行往外移3cm。《针灸甲乙经》："在第十三椎下两旁各一寸五分。"

方向：直刺。

深度：2～4cm。

反应：局部抽麻等。

神经：分布着第1腰神经后支。深层是第1腰椎横突下和椎间孔，此孔发出的神经根系第 1 腰神经根，支配肾、结肠的第 1 腰交感神经节的节前纤维（白交通支）和感觉纤维。

主治：急、慢性肾炎，遗精，阳痿，早泄，泌尿系结石，急性肾盂肾炎，遗尿，消化不良，过敏性结肠炎，腰痛等。

2. 肾俞

名义：肾俞即治疗肾病症的腧穴。针刺该部位对部分肾病症有显著疗效，特命名"肾俞"。临床多治疗泌尿系病症，这可能与该部位经脉与泌尿系有特殊联系有关。

体位：卧位。

位置：在第 2 腰椎棘突尖部，平行往外移 3cm。《针灸甲乙经》："在第十四椎下两旁各一寸五分。"

方向：直刺。

深度：2～4cm。

反应：局部抽麻等。

神经：分布着第 2 腰神经后支。深层是第 2 腰椎横突下和椎间孔，此孔发出的神经根系第 2 腰神经根，支配肾、结肠的第 2 腰交感神经节的节前纤维（白交通支）和感觉传导纤维。

主治：急性肾盂肾炎、慢性肾炎、遗精、阳痿、早泄、泌尿系结石、遗尿、消化不良、过敏性结肠炎、腰痛等。

3. 气海俞

名义：该气穴名是根据其位于气海穴前后相应部位而定的。

体位：卧位。

位置：在第 3 腰椎棘突尖部中央，平行往外移 2.5cm。《针灸资生经》："在第十五椎下两旁，相去脊各一寸五分。"

方向：直刺。

深度：2～3cm。

反应：局部抽麻等。

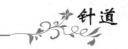

神经：分布着第 3 腰神经后支。深层是第 3 腰椎横突下和椎间，此孔发出的神经根系第 3 腰神经根，支配直肠、膀胱、子宫的第 3 腰交感神经的节前纤维（白交通支）和感觉传导纤维。

主治：月经不调、子宫内膜炎、附件炎、急性膀胱炎、小儿夜尿、尿失禁、便秘、痔疮等。

4. 大肠俞

名义：该气穴名是根据其对大肠病症有显著疗效而定的。对大肠病疗效好的原因是此处经脉属腰骶部经脉，其入腹里，属络大肠、膀胱、子宫等。该穴名虽然是"大肠俞"，但是对遗尿、痛经等均有效。为了维护习惯命名，目前仍应用"大肠俞"。

体位：卧位。

位置：在第 4 腰椎棘突下，平行往外 2.5cm。《针灸甲乙经》："在第十六椎下两旁各一寸五分。"

方向：直刺，或向中线偏斜刺。

深度：3 ～ 4cm。

反应：局部抽麻等。

神经：分布着第 3 腰神经的后支，深层为腰丛。

主治：肠炎、菌痢、消化不良、便秘、小便不利、遗尿、痛经等。

5. 关元俞

名义：该气穴名是根据其位于关元穴前后相应部位而定的。该气穴位于腰骶部经脉范围，因其内属大肠、膀胱、子宫等脏器，所以可治疗这些脏器之病症。

体位：卧位。

位置：在第 5 腰椎旁 2.5cm。《太平圣惠方》："在第十七椎两旁，相去同身寸一寸半。"

方向：直刺。

深度：3 ～ 4cm。

反应：局部抽麻等。

神经：分布着第 5 腰神经后支。

主治：腰痛、腹泻、痢疾、慢性肠炎、慢性盆腔炎、小便困难、月经不调等。

6. 小肠俞

名义：该气穴名是根据其对小肠病症等有特殊疗效而定的。此处经脉属腰骶部经脉范畴，入腹里，属络大肠、膀胱、子宫等脏器。该穴名虽然是"小肠俞"，但对大肠、膀胱、子宫病症也有显著疗效。

体位：卧位。

位置：在第 1 骶椎棘突下旁开 3.5cm。《针灸甲乙经》："在第十八椎下两旁各一寸五分。"

方向：直刺。

深度：3 ～ 4cm。

反应：局部抽麻等。

神经：分布着第 1 骶神经后支外侧支、第 5 腰神经后支。

主治；肠炎、盆腔炎、骶髂关节炎、腹泻、小便困难、尿失禁、遗尿、月经不调等。

7. 膀胱俞

名义：该气穴名是根据其对膀胱病症有显著疗效而定的。此处属腰骶部经脉范围，属络大肠、膀胱、子宫等，不仅对膀胱病症疗效好，而且可治疗大肠、子宫等病症。

体位：俯卧位。

位置：在第 2 骶椎棘突下旁开 3.5m。《针灸甲乙经》："在第十九椎下两旁各一寸五分。"

方向：直刺。

深度：3 ～ 4cm。

反应：局部抽麻等。

神经：分布着第 1、2 骶神经后支外侧支，并有交通支与第 1 骶神经交通。

主治：腰脊强痛、腹泻、尿急、尿频、排尿困难、尿失禁、月经不调、阴部肿

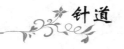

痛等。

8. 中膂俞

名义：该气穴名是根据其在脊椎两旁肌肉隆起之下而定的。

体位：俯卧位。

位置：在第3骶椎棘旁开3.5cm。《针灸甲乙经》："在二十椎下旁各开一寸五分。"

方向：直刺。

深度：3～4cm。

反应：局部抽麻等。

神经：分布着第1～4骶神经后支外侧支。

主治：腰骶部疼痛、腹胀等。

9. 白环俞

名义：该气穴名是根据其所在部位而定的。

体位：俯卧位。

位置：在骶管裂孔上旁开3.5cm。《针灸甲乙经》："在第二十一椎下旁各一寸五分。"

方向：直刺。

深度：3～4cm。

反应：局部抽麻等。

神经：分布着臀下皮神经和第1～3骶神经后支外侧支所组成的神经干、臀下神经，深层正当阴部神经。

主治：坐骨神经痛、下肢瘫痪、子宫内膜炎、肛门疾病、盆腔炎、小便困难、遗精等。

10. 上髎

名义：该气穴名是根据其所在部位而定的。髎，孔穴；上，上面。"上髎"即八髎中居于上者。

体位：俯卧位。

位置：在第 1 骶后孔处。《针灸甲乙经》："在第一空腰髁下一寸，挟脊陷者中。"

方向：直刺。

深度：2.5 ～ 4cm。

反应：骶部抽麻等。

神经：分布着第 2 骶神经后支。经骶前孔发出支配膀胱、子宫、直肠的副交感神经的节前纤维和感觉传导纤维。

主治：月经不调、子宫内膜炎、附件炎、急性肾盂肾炎、慢性肾炎、急性膀胱炎、小儿夜尿、尿失禁、便秘、痔疮等。

11. 次髎

名义：该气穴名是根据所在部位而定的。尻骨的 8 个孔为八髎，从上向下居于第二者为次髎。

体位：俯卧位。

位置：在第 2 骶后孔处。《针灸甲乙经》："在第二空挟脊陷者中。"

方向：直刺。

深度：2.5 ～ 4cm。

反应：骶部抽麻等。

神经：分布着第 2 骶神经后支。经骶前孔发出支配膀胱、子宫、直肠等器官的副交感神经的节前纤维和感觉传导纤维。

主治：月经不调、子宫内膜炎、附件炎、急性膀胱炎、尿闭、尿失禁、睾丸炎、便秘、腰骶部痛等。

12. 中髎

名义：该气穴名是根据所在部位而定的。尻骨的 8 个孔为八髎，从上向下居于第三者为中髎。

体位：俯卧位。

位置：在第 3 骶后孔处。《针灸甲乙经》："在第三空挟脊陷者中。"

方向：直刺。

深度：2.5 ～ 4cm。

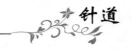

反应：骶部抽麻等。

神经：分布着第 3 骶神经后支。经骶前孔发出支配膀胱、子宫、直肠等器官的副交感神经的节前纤维。

主治：月经不调、子宫内膜炎、附件炎、急性膀胱炎、尿闭、尿失禁、睾丸炎、便秘、腰骶部痛等。

13. 下髎

名义：该气穴名是根据所在部位而定的。尻骨的 8 个孔为八髎，居于最下者为下髎。

体位：俯卧位。

位置：在第 4 骶后孔处。《针灸甲乙经》："在第四空挟脊陷者中。"

方向：直刺。

深度：2.5 ～ 4cm。

反应：骶部抽麻等。

神经：分布着第 4 骶神经后支。经骶前孔发出支配膀胱、子宫、直肠等器官的副交感神经的节前纤维和感觉传导纤维。

主治：月经不调、子宫内膜炎、附件炎、急性膀胱炎、尿闭、尿失禁、睾丸炎、腰骶部痛等。

三、背侧 1 线

背侧 1 线共 3 个气穴。

1. 肓门

名义：该气穴名是根据其对深部和内脏病症有效而定的。肓，深部脏腑；门，门户。"肓门"即治疗深部脏腑病症的门户。

体位：卧位。

位置：在第 12 胸椎棘突下，平行往外移 6cm。《针灸甲乙经》："在第十三椎下两旁各三寸。"

方向：直刺。

深度：2 ～ 3cm。

反应：局部抽麻等。

神经：分布着第 1 腰神经后支。

主治：慢性肾炎、遗精、阳痿、早泄、泌尿系结石、急性肾盂肾炎、遗尿、消化不良、过敏性结肠炎、腰痛等。

2. 志室

名义：古人认为肾与精神、情感关系密切。该气穴名是根据其对肾病变引起情感、意志等证候有效而定的。

体位：卧位。

位置：在第 2 腰椎棘突尖部中央，平行往外移 6cm。《针灸甲乙经》："在第十四椎下两旁各三寸陷者中。"

方向：直刺。

深度：2 ～ 3cm。

反应：局部抽麻等。

神经：分布着腰神经后支。

主治：急性肾盂肾炎、慢性肾炎、遗精、阳痿、早泄、泌尿系结石、遗尿、消化不良、过敏性结肠炎、腰痛等。

3. 胞肓

名义：该气穴名主要是根据其对子宫、膀胱等病症有显著疗效而定的。古人称子宫为"胞"，"肓"指深部。"胞肓"即子宫的深部，形容针刺该部位能治疗子宫的病症。

体位：卧位。

位置：在第 1 骶椎棘突下，平行往外移 6cm。《针灸甲乙经》："在第十九椎下两旁各三寸陷者中。"

方向：直刺。

深度：2 ～ 3cm。

反应：局部抽麻。

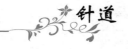

神经：分布着臀上神经、臀下神经。

主治：月经不调、子宫内膜炎、附件炎、急性膀胱炎、尿闭、尿失禁、睾丸炎、腰骶部痛等。

四、背侧 2 线

背侧 2 线共 1 个气穴。

京门

名义：针刺该部位能治疗某些病症，为了形容和肯定该部位之功效，特命名"京门"。京，国家的首都，京城；门，门户。"京门"即京城之门户。其真实含义即是治疗某些病症的好部位。

体位：侧卧位。

位置：在侧腰部，约第 12 肋游离端下际。《针灸甲乙经》："在监骨下腰中挟脊，季胁下一寸八分。"

方向：垂直刺入。

深度：1.5 ～ 2.5cm。

反应：局部抽麻等。

神经：分布着第 11 肋间神经。

主治：肾炎、腰痛、肋间神经痛等。

五、前正中线

前正中线共 5 个气穴。

1. 石门

名义：该气穴名是根据其对消化功能障碍的特殊功能而定的。其真正含义即是针刺该部位后，胃肠连石头都可以消化。

体位：卧位。

位置：在脐下 5cm。《针灸甲乙经》："在脐下二寸。"

方向：直刺。

深度：2～4cm。

反应：局部抽麻等。

神经：分布着第 11 肋间神经前皮支。

主治：腹膜炎、细菌性痢疾、肠炎、月经不调、功能性子宫出血、膀胱炎、遗尿等。

2. 关元

名义：该气穴名是根据其对下腹部多种病症有显著疗效而定的。关，关口；元，开始、第一、为首。"关元"直意即首要的关口。其真正含义即治疗下腹部病症的好部位。

体位：卧位。

位置：在脐下 7cm。《针灸甲乙经》："在脐下三寸。"

方向：直刺。

深度：2～4cm。

反应：局部抽麻等。

神经：分布着第 11、12 肋间神经前皮支。

主治：腹膜炎、肠炎、细菌性痢疾、消化不良、急性肾盂肾炎、慢性肾炎、膀胱炎、月经不调、功能性子宫出血、阳痿、遗精等。

3. 中极

名义：该气穴名是根据其所在部位而定的。因该部位在躯体的前中线下极，故命名"中极"。

体位：卧位。

位置：在脐下 10cm。《针灸甲乙经》："在脐下四寸。"

方向：直刺。

深度：2～4cm。

反应：局部抽麻等。

神经：分布着第 12 肋间神经前皮支。

主治：急性膀胱炎、尿频、尿急、小儿夜尿、月经不调、功能性子宫出血、产

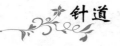

后感染等。

4. 曲骨

名义：该气穴名是根据其所在部位而定的。古人称该部位之骨为曲骨（今人称耻骨联合处），特命名"曲骨"。

体位：卧位。

位置：在脐下 13cm（在曲骨上中极下 2cm）。《针灸甲乙经》："在横骨上，中极下一寸。"

方向：直刺。

深度：1 ～ 2cm。

反应：局部抽麻等。

神经：分布着髂腹下神经。

主治：遗精、阳痿、膀胱炎、子宫内膜炎、宫颈糜烂等。

5. 会阴

名义：该气穴名是根据其所在部位而定的。古人称外生殖器及肛门为两阴，该气穴在两阴之间，特命名"会阴"。

体位：卧位屈膝。

位置：男性在阴囊与肛门之间，女性在阴唇后联合至肛门之间。《针灸甲乙经》："在大便前小便后两阴之间。"

方向：垂直刺入。

深度：2 ～ 3cm。

反应：局部抽麻等。

神经：分布着会阴神经。

主治：尿闭、便秘、月经不调、阴囊湿疹、痔疮等。

六、前正中旁线

前正中旁线共 4 个气穴。

1. 四满

名义：针刺该部位对腹内某些病症有显著疗效，特命名"四满"。四，四面八方；满，胀满。"四满"指整个腹胀腹满，其真实含义即治疗腹胀腹满的好部位。

体位：卧位。

位置：在石门穴旁开 2cm。《针灸甲乙经》："在中注下一寸。"

方向：直刺。

深度：2～4cm。

反应：局部抽麻等。

神经：分布着第 11 肋间神经前皮支。

主治：腹胀、腹泻、腹痛、遗精、月经不调、痛经、产后腹痛等。

2. 气穴

名义：针刺该部位能治疗下腹部某些病症。气有多种含义，如指病象病名的湿气、脚气、痰气等。"气穴"实际含义即治疗某些病症的部位。

体位：卧位。

位置：在关元穴旁开 2cm。《针灸甲乙经》："在四满下一寸。"

方向：直刺。

深度：2～4cm。

反应：局部抽麻等。

神经：分布着肋下神经。

主治：月经不调，功能性子宫出血，不孕症，产后感染，急、慢性肾炎，小儿夜尿，尿闭，急性膀胱炎，阳痿，遗精，早泄等。

3. 大赫

名义：针刺该部位对下腹部某些病症有显著疗效，为了形容该部位之特殊作用，特命名为"大赫"。赫，明显、盛大。"大赫"直意即非常显著、非常大。其真正含义即治疗下腹部某些病症的好部位。

体位：卧位。

位置：在中极穴旁 2cm。《针灸甲乙经》："在气穴下一寸。"

方向：直刺。

深度：2～4cm。

反应：局部抽麻等。

神经：分布着肋下神经前股和髂腹下神经的分支。

主治：早泄、阳痿、精液缺乏、阴道炎、子宫附件炎等。

4. 横骨

名义：该气穴名是根据其位于横骨附近而定的。

体位：卧位。

位置：在曲骨穴旁2cm。《针灸甲乙经》："在大赫下一寸。"

方向：直刺。

深度：1.5～2.5cm。

反应：局部抽麻等。

神经：分布着髂腹下神经和下部肋间神经的前股。

主治：尿闭、遗尿、尿频、遗精等。

七、前侧1线

前侧1线共4个气穴。

1. 大巨

名义：针刺该部位能治疗下腹部某些病症，古人认为疗效是巨大的，特命名"大巨"。

体位：卧位。

位置：在四满旁4cm。《针灸甲乙经》："在天枢下二寸。"

方向：直刺。

深度：2.5～5cm。

反应：局部抽麻等。

神经：分布着第11肋间神经。

主治：小腹胀满、便秘、小便困难、遗精、早泄等。

2. 水道

名义：针刺该部位能治疗泌尿系统病变引起的排尿障碍，为了肯定和形容该部位之功效，特命名"水道"。

体位：卧位。

位置：在气穴旁4cm。《针灸甲乙经》："在大巨下一寸。"

方向：直刺。

深度：2～3cm。

反应：局部抽麻等。

神经：分布着第11肋间神经。

主治：肠炎、膀胱炎、排尿困难、月经不调、便秘、脱肛、肾炎等。

3. 归来

名义：针刺该部位能治疗妇女停经、月经不调，使月经能重新再来，特命名"归来"。

体位：卧位。

位置：在大赫穴旁4cm。《针灸甲乙经》："在水道下二寸。"

方向：直刺。

深度：2～3cm。

反应：局部抽麻等。

神经：分布着髂腹下神经。

主治：月经不调、闭经、腹膜炎、肠炎、阴茎痛、阳痿、遗精等。

4. 气冲

名义：该气穴名是根据其所在部位而定的。因为在该部位股动脉不停地搏动，古人认为此现象与气有关，故命名"气冲"。

体位：卧位。

位置：在横骨旁4cm。《针灸甲乙经》："在归来下，鼠鼷上一寸，动脉应手。"

方向：直刺。

深度：1cm。

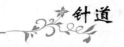

反应：局部抽麻，有时向下肢放散。

神经：分布着髂腹股沟神经。

主治：腹痛肠鸣、疝气、外阴肿痛、阳痿、痛经、月经不调等。

八、前侧 2 线

前侧 2 线共 3 个气穴。

1. 腹结

名义：针刺该部位能治疗腹内某些病症，为了形容该部位之显著功效，特命名"腹结"。结，身体健壮、结实。"腹结"直意即腹健壮、结实。其真实含义即是针刺该部位能使腹健壮、结实。

体位：卧位。

位置：在大横直下与阴交穴平行线相交点。《针灸甲乙经》："在大横下一寸三分。"

方向：直刺。

深度：2 ～ 4cm。

反应：局部抽麻等。

神经：分布着髂腹股神经。

主治：腹膜炎、细菌性痢疾、肠疝痛、阳痿等。

2. 府舍

名义：针刺该部位能治疗腹内某些病症，为了形容该部位之功效，特命名"府舍"。府，储藏财物的地方（府库）；舍，宿舍。"府舍"直意是储藏财物的府库。其真实含义是治疗腹内某些病症的可贵部位。

体位：卧位。

位置：在腹结直下与中极平行线相交点。《针灸甲乙经》："在腹结下三寸。"

方向：直刺。

深度：2 ～ 2.5cm。

反应：局部抽麻等。

神经：分布着髂腹股沟神经。

主治：肠炎、便秘、阑尾炎等。

3. 中门

名义：该气穴名是根据其所在部位而定的。其位于动脉搏动处，特命名"冲门"。

体位：卧位。

位置：在府舍穴直下与曲骨穴平行线向外相交点。《针灸甲乙经》："上去大横五寸，在府舍下横骨两端。"

方向：直刺。

深度：2～2.5cm。

反应：局部抽麻等。

神经：分布着髂腹股神经。

主治：睾丸炎、精索神经痛、子宫内腹炎等。

九、前侧3线

前侧3线共2个气穴。

1. 五枢

名义：针刺该部位对某些病症有显著疗效，特命名"五枢"。

体位：侧卧位。

位置：在带脉穴直下与四满穴平行线相交点。《针灸甲乙经》："在带脉下三寸。"

方向：垂直刺入。

深度：2～2.5cm。

反应：局部抽麻等。

神经：分布着髂腹下神经。

主治：肾炎、膀胱炎、便秘、月经不调等。

2. 维道

名义：针刺该部对腹内某些病症有显著疗效，为了形容和肯定该部位之功效，

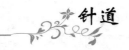

特命名"维道"。维，系、连结、保护等；道，道路。"维道"直意即连结道路。其真实含义即治疗腹内某些病症的好部位。

体位：侧卧位。

位置：在章门下 13cm。《针灸甲乙经》："在章门下五寸三分。"

方向：垂直刺入。

深度：2cm。

反应：局部抽麻等。

神经：分布着髂腹股沟神经。

主治：慢性阑尾炎、慢性肾炎、睾丸炎、子宫出血、消化不良等。

第六节　下肢部

下肢部气穴共 82 个。

一、内侧前线

内侧前线共 11 个气穴。

1. 大敦

名义：该气穴名是根据其对某些病症有显著疗效而定的。敦，敦厚、厚道。"大敦"直意即非常厚道。其真正含义即是针刺该部位是治疗某些病症的好部位。

体位：坐位或卧位。

位置：在踇趾外侧，距趾甲角 0.3cm。《针灸甲乙经》："在足大指端，去爪甲如韭叶及三毛中。"

方向：垂直刺入或向内斜刺。

深度：0.3cm。

反应：局部抽麻。

神经：分布着腓深神经的趾背神经。

主治：癫痫、尿失禁、月经不调、功能性子宫出血、急性膀胱炎、习惯性便秘等。

2. 行间

名义：该气穴名是根据其对脚部病变后行走困难有显著疗效而定的。行，行走；间，在一定的地方、时间或人物范围之内，如田间、人间、晚间等。"行间"直意即行走的任何范围。其真正含义即是针刺后能使足运动功能恢复，行走自如。

体位：坐位或卧位。

位置：在蹞趾和第2跖趾关节之间的凹陷处。《针灸甲乙经》："在足大指间动脉陷者中。"

方向：垂直刺入。

深度：1～1.5cm。

反应：局部抽麻，有时可达趾尖。

神经：分布着腓深神经，深处为胫神经。

主治：脚肿痛、瘫痪及麻木，癫痫，精神分裂症，脑动脉硬化，哮喘，阵发性心动过速，肝炎，胆囊炎，急、慢性胃肠炎，消化不良，月经过多，尿失禁等。

3. 太冲

名义：该气穴名是根据其对某些病症有显著疗效而定的。太，极，非常；冲，对着，猛烈。"太冲"直意即非常猛烈。其真正含义是针刺该部位对某些病症有非常显著之疗效。

体位：坐位或仰卧位。

位置：在足背侧，第1跖骨间隙的后方凹陷处。《灵枢·本输》："行间上二寸陷者中也。"《针灸甲乙经》："在足大指本节后二寸或曰一寸半陷者中。"

方向：直刺。

深度：1～1.5cm。

反应：局部抽麻，或向上下放射。

神经：分布着腓浅、深神经。

主治：足肿、跖趾关节痛、膝痛、头痛、胁痛、腹泻、月经不调、小便不利等。

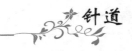

4. 中封

名义：该气穴名是根据其对某些病症有显著疗效而定的。中，集中；封，帝王把土地或爵位给人，如封侯等。"中封"直意即集中给予之意。其真正含义即是针刺该部位是治疗某些病症的好部位。

体位：坐位或卧位。

位置：在内踝前下方的凹陷处。《针灸甲乙经》："在足内踝前一寸，仰足取之，陷者中，伸足乃得之。"

方向：直刺。

深度：1～1.5cm。

反应：抽麻感可传至脚趾。

神经：分布着隐神经和腓浅神经的足背内侧皮神经。

主治：踝关节扭伤、脚背肿痛、肠功能紊乱、遗精、膀胱炎、胆囊炎等。

5. 蠡沟

名义：该气穴名是根据其对某些病症有显著疗效而定的。沟，沟通；蠡，分。"蠡沟"直意即沟通分离、条理正常等。其真正含义是能治疗某些病症的好部位。

体位：卧位，屈膝90°。

位置：在胫骨后缘，内踝尖上14cm。《针灸甲乙经》："在足内踝上五寸。"

方向：垂直刺入。

深度：1～1.5cm。

反应：抽麻感可传至脚内侧或膝部。

神经：分布着隐神经和胫神经。

主治：膝关节内侧痛、胫脚肿痛、月经不调、排尿困难、腹股沟淋巴结结核、肠疝等。

6. 中都

名义：该气穴名是根据其对某些病症有疗效而定的。都，都市；中，中间、集中。"中都"实际含义即治疗某些病症的好部位。

体位：卧位，屈膝90°。

位置：在胫骨后缘，内踝上 20cm。《针灸甲乙经》："在内踝上 7 寸中，与少阴相直。"

方向：垂直刺入。

深度：1 ～ 1.5cm。

反应：抽麻感可传至脚或传至膝内侧。

神经：分布着隐神经的小腿内侧皮支、胫神经肌支。

主治：膝关节炎、下肢瘫痪和麻木、功能性子宫出血、白带多等。

7. 地机

名义：该气穴名是根据其对某些病症有显著疗效而定的。机，事物发生的枢纽，如生机、危机、转机等；地，地球，人类活动生长的所在部位，如天地等。"地机"直意即大的关键部位。其真正含义即治疗某些病症的关键部位。

体位：卧位，屈膝 90°。

位置：在阴陵泉下 7cm 的胫骨后缘处。《针灸甲乙经》："在膝下五寸。"

方向：垂直刺入。

深度：1 ～ 2.5cm。

反应：抽麻感可传至内踝附近。

神经：分布着隐神经及胫神经。

主治：肝炎、胆囊炎、胃炎、月经不调、子宫内膜炎、急性膀胱炎、遗精等。

8. 阴陵泉

名义：该气穴名是根据其对多种病症有效而定的。陵，大山。"陵泉"即指大泉。因该穴位于阴面，故称"阴陵泉"。其真正含义是治疗某些病症的好部位。

体位：坐位或仰卧位。

位置：在胫骨内髁后下缘的凹陷处。《针灸甲乙经》："在膝下内侧辅骨下陷者中。"

方向：垂直刺入。

深度：1 ～ 2.5cm。

反应：局部抽麻，有时可有触电感传至踝内侧。

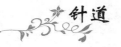

神经：分布着隐神经和胫神经。

主治：膝关节炎、膝关节扭伤、遗尿、尿频、肝炎、胆囊炎、胃肠炎、细菌性痢疾等。

9. 内犊鼻

名义：该气穴名是根据其所在部位而定的。因髌骨下中间的髌韧带较高、两侧较低，似牛鼻形状，故称"犊鼻"。其位于内侧者称"内犊鼻"。

体位：坐位，屈膝90°。

位置：在膝部，髌骨与髌韧带内侧凹陷中。

方向：垂直刺入，或针尖微偏中线。

深度：2.5cm。

反应：抽麻感。

神经：分布着隐神经、胫神经肌支等。

主治：膝关节痛、月经不调等。

10. 血海

名义：该气穴名与疗效有关。针刺该部位对月经不调等与血有关的病症有显著疗效，特命名"血海"。

体位：仰卧位。

位置：在股内侧膝上方，股骨内上髁上缘6cm处。《针灸甲乙经》："在膝髌上内廉白肉际二寸半。"

方向：直刺。

深度：1～2.5cm。

反应：抽麻感可传至膝部。

神经：分布着股前皮神经，深层有隐神经。

主治：月经不调、膝关节炎等。

11. 箕门

名义：该气穴名是根据其对某些病症有显著疗效而定的。箕，簸箕，是清除垃圾的器具；门，门户。"箕门"直意即清除垃圾的门户。其真正含义即治疗某些病症的门户。

体位：仰卧位。

位置：在股内侧，股四头肌内侧缘凹陷处（血海穴上 16cm）。《针灸甲乙经》："在鱼腹上越两筋间，动脉应手。"

方向：垂直刺入。

深度：1.5 ～ 2.5cm。

反应：抽麻感可传至膝内侧。

神经：分布着闭孔神经和股神经。

主治：功能性子宫出血、子宫内膜炎、月经不调、急性膀胱炎、腹股沟淋巴结炎等。

二、内侧中线

内侧中线共 13 个气穴。

1. 隐白

名义：该气穴名是根据其对某些病症有效而定的。白，清楚，明白。"隐白"直意即隐藏起来的明白部位。其真正含义即治疗某些病症的好部位。

体位：坐位。

位置：在踇趾内侧，距趾甲角 0.3cm。《针灸甲乙经》："在足大指端内侧，去爪甲如韭叶。"

方向：垂直刺入。

深度：0.3cm。

反应：局部抽麻。

神经：分布着腓浅神经的趾背神经和隐神经。

主治：癫痫、多梦、昏迷、急性肠炎、腹膜炎、月经过多等。

2. 大都

名义：该气穴名是根据其对某些病症有显著疗效而定的。都，都城、都市。"大都"直意即大都市。其真正含义即治疗某些病症的大部位。

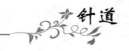

体位：坐位。

位置：在踇趾的内侧，跖趾关节之前，踇展肌停止部下缘的凹陷处。《针灸甲乙经》："在足大指本节后陷者中。"

方向：垂直刺入。

深度：1cm。

反应：局部抽麻。

神经：分布着胫神经分支的足底内侧神经。

主治：胃痉挛、胃溃疡、消化不良等。

3. 太白

名义：该气穴名是根据其对某些病症有显著疗效而定的。太，大、始；白，清楚、明白。"太白"直意即太清楚或非常明白。其真正含义即对某些病症有显著疗效的部位。

体位：坐位或卧位。

位置：在足内侧，第1跖骨小头的后下方凹陷处。《针灸甲乙经》："在足内侧核骨下陷者中。"

方向：垂直刺入。

深度：1cm。

反应：局部抽麻。

神经：分布着胫神经的足底内侧神经。

主治：胃炎，胃、十二指肠溃疡，消化不良，习惯性便秘，脚气等。

4. 公孙

名义：该气穴名是根据其对某些病症有显著疗效而定的。公，平；孙，指儿子的儿子，或孙子以后的各代。"公孙"直意即公公平平的孙子。其真正含义即治疗某些病症的好部位，其好的程度似最好的孙子一样。

体位：坐位或卧位。

位置：在足内侧，第1跖骨前底的前下缘。《灵枢·经脉》："去（足大趾）本节之后一寸。"《针灸甲乙经》："去足大趾本节之后一寸。"

方向：垂直刺入。

深度：1cm。

反应：局部抽麻。

神经：分布着胫神经。

主治：癫痫、心肌炎、胸膜炎、急性胃肠炎、肝炎、足肿痛等。

5. 商丘

名义：该气穴名是根据其对某些病症有显著疗效而定的。商，商量、生意。"商丘"直意即商量的土丘。其真正含义即治疗某些病症的好部位。

体位：坐位或卧位。

位置：在内踝前下方，内踝尖和舟骨粗隆之间的凹陷处。《针灸甲乙经》："在足内踝下微前陷者中。"

方向：垂直刺入。

深度：0.5 ～ 1cm。

反应：局部抽麻，有时可传至脚趾。

神经：分布着隐神经，腓浅、深神经。

主治：癫痫、肝炎、胆囊炎、胃炎、附件炎、踝关节扭伤等。

6. 交信

名义：该气穴名是根据其对某些病症有显著疗效而定的。交，付托、相交处、交情；信，诚实、信任、消息。"交信"即诚实的相交处。其含义是治疗某些病症的好部位。

体位：坐位或卧位屈膝。

位置：在胫骨后方，趾长屈肌的后缘，在内踝上缘上 5cm。《针灸甲乙经》："在足踝上二寸。少阴前，太阴后，筋骨间。"

方向：垂直刺入。

深度：1 ～ 2cm。

反应：抽麻感传至两侧。

神经：分布着隐神经和胫神经。

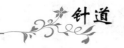

主治：月经不调、功能性子宫出血、细菌性痢疾、肠炎、急性肾盂肾炎、膝下瘫痪及麻木等。

7. 三阴交

名义：该气穴名是根据三条阴经在此相交而定的。

体位：坐位或仰卧位，屈膝90°。

位置：在胫骨后方，距内踝上缘7cm处。《针灸甲乙经》："在内踝上三寸骨下陷者中。"

方向：垂直刺入。

深度：1.5～3cm。

反应：抽麻感可向上下放射。

神经：分布着隐神经和胫神经。

主治：肝炎，胆囊炎，急性胃肠炎，胃、十二指肠溃疡，急性肾盂肾炎，细菌性痢疾，月经不调，功能性子宫出血，不孕，难产，阳痿，遗精，早泄，急性膀胱炎，尿道炎，膝下瘫痪及麻木等。

8. 漏谷

名义：该气穴名是根据其对内脏某些病症有效而定的。谷，山谷，两山中间的水道，又指两山之间、万丈深谷等。"漏谷"即漏往内部或深层之部位。其真正含义是治疗内脏病症的好部位。

体位：坐位或卧位，屈膝。

位置：在三阴交穴上7cm处的胫骨后缘处。《针灸甲乙经》："在内踝上六寸骨下陷者中。"

方向：垂直刺入。

深度：1.5～3cm。

反应：抽麻感可向两侧放散。

神经：分布着隐神经和胫神经。

主治：急性胃肠炎、消化不良、月经不调、功能性子宫出血、急性膀胱炎、膝关节炎、踝关节扭伤等。

9. 膝关

名义：该气穴名是根据其对某些病症有显著疗效而定的。"膝关"即膝的关口。

体位：坐位或卧位。

位置：在胫骨内髁下缘往下 3cm 的胫骨后缘处。《针灸甲乙经》："在犊鼻下二寸陷者中。"

方向：垂直刺入。

深度：1.5 ～ 2.5cm。

反应：抽麻感有时向上下放散。

神经：分布着隐神经和胫神经。

主治：风湿性膝关节炎、下肢疼痛等。

10. 曲泉

名义：该气穴名是根据其对某些病症有效和所在部位而定的。曲，弯曲；泉，从地下流出的水源。"曲泉"直意即在弯曲部位的泉。其真正含义是使膝弯曲的好部位。

体位：坐位或卧位。

位置：在膝内侧横纹头。《针灸甲乙经》："在膝辅骨下，大筋上，小筋下，陷者中。"

方向：垂直刺入。

深度：1 ～ 2cm。

反应：抽麻感可向两侧放射。

神经：分布着隐神经、胫神经和股内侧皮神经。

主治：膝关节内侧痛、细菌性痢疾、阳痿、遗精、月经不调、急性膀胱炎等。

11. 阴包

名义：该气穴名是根据其对下腹部和下肢内侧病症有效而定的。阴，内侧面及内脏；包，包裹、保证。"阴包"直意即包裹阴部。其真正含义是治疗阴部（下腹、脏器及下肢内侧面）病症。

体位：坐位或卧位，屈膝 90°。

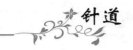

位置：在股骨内上髁直上 9cm 处，半膜肌前缘凹陷处。《针灸甲乙经》："在膝上四寸股内廉两筋间。"

方向：垂直刺入。

深度：1.5～2cm。

反应：抽麻感可向两侧扩散。

神经：分布着闭孔神经和股神经前皮支。

主治：股内侧痛、腰骶部痛、月经不调、小便失禁等。

12. 足五里

名义：该气穴名是根据其所在部位而定的。因其位于箕门上五寸，古人称一里一寸也，又位于下肢，命名为"足五里"。

体位：卧位，腿分开。

位置：在阴廉下 7cm 处的股动脉中处。《针灸甲乙经》："在阴廉下，去气冲三寸，阴股中动脉。"

方向：垂直刺入。

深度：1.5～2.5cm。

反应：抽麻感可向两侧放射。

神经：分布着髂腹股沟神经和闭孔神经、股神经。

主治：月经不调、消化不良、阴股痛等。

13. 阴廉

名义：该气穴名是根据其对某些病症有显著疗效而定的。阴，阴面；廉，清廉。"阴廉"即位于阴面的清廉部位，这里是位于阴面的好部位。

体位：仰卧，腿分开。

位置：在大腿内侧，当耻骨联合上缘中点旁开 5cm 的气冲穴直下 5cm 处。《针灸甲乙经》："在羊矢下，去气冲二寸，动脉中。"

方向：垂直刺入。

深度：1～2cm。

反应：局部抽麻，有时向下放射。

神经：分布着股内侧皮神经，深层有闭孔神经的前支。

主治：股痛、月经不调、带下、腹痛等。

三、内侧后线

内侧后线共 9 个气穴。

1. 涌泉

名义：该气穴名是根据其对某些病症有显著疗效而定的。"涌"是指水由下向上冒出来、涌现等；"泉"指地下涌出的水。"涌泉"直意是涌出地面的泉。其真实含义是治疗某些病症的好部位。

体位：坐位或卧位。

位置：在足内踝前下方，足舟骨粗隆前下缘凹陷处。

方向：直刺。

深度：1 ～ 1.5cm。

反应：局部抽麻等。

神经：分布着小腿内侧皮神经及足底内侧皮神经。

主治：足底部疼痛、月经不调、腹泻等。

2. 然谷

名义：针刺该部位对某些病症有显著疗效。然，是、对、当然；谷，指两个山或两块高地间的低凹地带，一头有出口。"然谷"即当然的山谷，其真正含义是通往深层之部位。

体位：坐位或卧位。

位置：在足内侧，舟骨粗隆前下方的凹陷处。《针灸甲乙经》："在内踝前，起大骨下陷者中。"

方向：垂直刺入。

深度：1.5cm。

反应：局部抽麻，有时可传至脚趾。

神经：分布着胫神经。

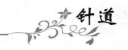

主治：扁桃体炎、急性胃炎、阳痿、月经不调等。

3. 照海

名义：该气穴名是根据其对某些病症有显著疗效而定的。"照海"即光照大海。这里是指针刺该部位治疗病症的功效似光照的大海。

体位：坐位或卧位。

位置：在内踝直下凹陷处。《针灸甲乙经》："在足内踝下一寸。"

方向：垂直刺入。

深度：1cm。

反应：局部抽麻，有时可传至脚趾。

神经：分布着隐神经和足底内侧皮神经。

主治：精神分裂症、癫痫、咽炎、扁桃体炎、月经不调等。

4. 水泉

名义：该气穴名是根据其对某些病症有显著疗效而定的。"水泉"是指地下泉水，这里是治疗某些病症的好部位。

体位：坐位或卧位。

位置：位于大钟和照海之间。《针灸甲乙经》："去太溪下一寸，在足内踝下。"

方向：垂直刺入或向前斜刺。

深度：1～1.5cm。

反应：局部抽麻，有时可传至脚趾。

神经：分布着胫神经分支和小腿内侧皮神经。

主治：急性膀胱炎、月经不调、消化不良等。

5. 大钟

名义：该气穴名是根据其对某些病症有显著疗效而定的。大，与小相反；钟，指金属制成，敲时发声之物。"大钟"即大警钟。其真正含义是治疗某些病症的敏感点。

体位：坐位或卧位。

位置：在内踝下缘往后，位于跟骨前缘。《针灸甲乙经》："在足跟后衡中。"

方向：垂直刺入或向前下斜刺。

深度：1cm。

反应：局部抽麻，有时可传至脚趾。

神经：分布着胫神经、小腿内侧皮神经。

主治：精神分裂症、脑动脉硬化、失眠、口腔炎、肺结核、阵发性心动过速、消化不良、习惯性便秘、痛经、跟骨骨刺等。

6. 太溪

名义：该气穴名是根据其对某些病症有较好疗效而定的。太，非常、极；溪，山间小溪。"太溪"即非常大的溪。其真正含义是治疗某些病症非常好的部位。

体位：坐位或卧位。

位置：在内踝后缘和跟骨之间凹陷处。《针灸甲乙经》："在足内踝后跟骨上动脉陷者中。"

方向：垂直刺入。

深度：1cm。

反应：局部抽麻，有时可传至脚尖。

神经：分布着胫神经、小腿内侧皮神经。

主治：扁桃体炎、喉炎、口腔炎、哮喘、肺结核、肺炎、糖尿病、阳痿、遗精、早泄、踝关节扭伤等。

7. 复溜

名义：该气穴名是根据其对下肢运动障碍有较好疗效而定的。针刺该部位能治愈下肢瘫痪，患者可行走自如，特命名"复溜"。复，重复，许多；溜，滑行，随意行走。"复溜"即重复地随意行走。其含义是针刺该气穴后疾病痊愈，患者能来回自如行走。

体位：坐位或卧位。

位置：距内踝上缘5cm处的跟腱外缘。《针灸甲乙经》："在足内踝上二寸陷者中。"

方向：垂直刺入。

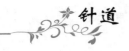

深度：1cm。

反应：局部抽麻，有时可传至脚。

神经：分布着胫神经分支、腓肠内侧皮神经。

主治：足和下肢瘫痪。对腹膜炎、肠功能紊乱、膀胱炎、踝关节扭伤等也有效。

8. 筑宾

名义：该气穴名是根据其对某些病症有显著疗效而定的。筑，建造、修盖；宾，宾客。"筑宾"即修筑宾客。其实际含义是能使患者感觉像宾客一样的部位。

体位：坐位或卧位，屈膝。

位置：在复溜穴直上，当腓肠肌内侧肌腹下端取之。《针灸甲乙经》："在足内踝上分中。"

方向：垂直刺入。

深度：1.5cm。

反应：局部抽麻，有时可向脚趾放射。

神经：分布着胫神经、胫神经分支、腓肠内侧皮神经。

主治：癫痫、腓肠肌痉挛等。

9. 阴谷

名义：该气穴名是根据其所在部位及对某些病症有显著疗效而定的。针刺该部位对某些病症有效，特别指体内深部的病症，又因其位于下肢阴面，特命名"阴谷"。其直意为位于阴面到达深谷的部位，真正含义是治疗深部病症的好部位。

体位：卧位，屈膝90°。

位置：在腘窝横纹的内侧，胫骨内髁的后部。《针灸甲乙经》："在膝下骨辅骨后，大筋之下，小筋之上，按之应手，屈膝得之。"

方向：垂直刺入。

深度：1～2cm。

反应：局部抽麻。

神经：分布着胫神经、股后皮神经和股内侧皮神经。

主治：癫痫、精神分裂症、阳痿、遗精、早泄、月经不调、功能性子宫出血、膝关节炎等。

四、外侧前线

外侧前线共 14 个气穴。

1. 厉兑

名义：该气穴名是根据其对多种病症有显著疗效而定的。厉，严格，确实；兑，兑现。"厉兑"即确实兑现。其真正含义是针刺该部位对多种病确实有显著疗效。

体位：坐位或卧位。

位置：在足第 2 趾的外侧，距趾甲角约 0.3cm。《针灸甲乙经》："在足大指次指之端，去爪甲角如韭叶。"

方向：直刺或斜刺。

深度：0.3cm。

反应：局部胀痛。

神经：分布着腓浅神经的趾背神经。

主治：癫痫、精神分裂症、癔症、鼻出血、消化不良、局部疼痛。

2. 内庭

名义：该气穴名是根据其对腹内多种病症有疗效而定的。内，内部、内脏；庭，庭院。"内庭"即通往内部的庭院。其真正含义是治疗腹内病症的好部位。

体位：坐位或卧位。

位置：在第 2、3 趾跖趾关节的前方凹陷中。《灵枢·本输》："次指外间。"《针灸甲乙经》："在足大指次指外间陷者中。"《医学入门》："足次指、三指歧骨陷中。"

方向：直刺。

深度：1cm。

反应：局部抽麻。

神经：分布着足背内侧皮神经的趾背神经。

主治：足背肿痛、胃炎、胃溃疡、细菌性痢疾、腹泻等。

3. 陷谷

名义：该气穴名是根据其所在部位而定的。《灵枢·本输》曰："上中指内间，上行二寸陷者中。"即该气穴在第2、3跖骨结合部前方凹陷中。文中的陷中即陷入其谷之意，故名"陷谷"。

体位：坐位或卧位。

位置：在第2趾、第3趾跖趾关节的后方凹陷处。《针灸甲乙经》："在足大指次指外间本节后陷者中，去内庭二寸。"

方向：直刺。

深度：1cm。

反应：抽麻感，可传至脚趾尖。

神经：分布着足背内侧皮神经。

主治：足背肿痛、腹胀腹痛、胸胁支满等。

4. 冲阳

名义：针刺该部位对腹内多种病症及脚部病症有显著疗效。"冲"有对着、猛烈之意；"阳"有明亮、明显之意。"冲阳"直意即猛烈的明亮，突然明亮。其真正含义是治疗腹内及踝关节多种病症有显著疗效的好部位。

体位：坐位或卧位。

位置：在内庭穴的直后方，足背的最高处，第2、第3楔骨的踝关节部。《针灸甲乙经》："在足跗上五寸，骨间动脉上，去陷谷三寸。"

方向：直刺。

深度：1cm。

反应：局部抽麻，有时可传至脚尖。

神经：分布着腓浅神经、足背内侧支神经及胫神经。

主治：足背肿痛，踝关节扭伤、炎症，足瘫痪、麻木，急、慢性胃肠炎，肠功能紊乱，偏头痛等。

5. 解溪

名义：该气穴名是根据其有活血化瘀之功效而定的。针刺该部位能治疗外伤、炎症等引起的踝关节活动障碍及肿胀，为了肯定其疗效，古人特命名"解溪"。解，把束着的东西解开；溪，山里的小河流。"解溪"直意即解开小溪。其真正含义是针刺该部位能治疗踝关节扭伤等引起的肿胀、活动障碍等。

体位：坐位或卧位。

位置：在足背踝关节横纹的中央凹陷处。《针灸甲乙经》："在冲阳后一寸五分，腕上陷者中。"

方向：直刺。

深度：1 ～ 1.5cm。

反应：局部抽麻感。

神经：分布着腓浅神经、腓深神经。

主治：踝关节疼痛等。

6. 下巨虚

名义：该气穴名是根据其对腹内脏腑的严重病症有显著疗效而定的。虚，与实相反；巨，巨大。"巨虚"直意即非常虚。其真正含义是针刺该部位能治疗腹内非常虚的病症。又因实践中发现"巨虚"不是一个，而是两个，位于下边的即"下巨虚"。

体位：坐位，屈膝 90°。

位置：在胫骨和腓骨之间，在条口下 2.5cm。《针灸甲乙经》："在上廉下三寸。"

方向：直刺。

深度：1.5 ～ 3cm。

反应：触电感传至脚或伴有脚及胫前突然抽动。

神经：分布着腓浅神经、腓深神经。

主治：下肢瘫痪、麻木，急性胃肠炎，肝炎，肾炎等。

7. 条口

名义：该气穴名是根据其对胃肠系统病症有疗效而定的。条，条理、秩序，如

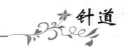

井井有条、有条不紊；口，关口。"条口"直意即有条理的关口。其真正含义是使胃肠功能正常的关口。

体位：坐位，屈膝90°。

位置：在胫骨和腓骨之间，上巨虚下5cm。《针灸甲乙经》："在下廉上一寸。"

方向：直刺。

深度：1.5～3cm。

反应：触电感传至脚或伴有脚及胫前突然抽动。

神经：浅层分布着腓肠外侧皮神经，深层分布着腓深神经通过。

主治：下肢瘫痪、麻木，腓神经麻痹，细菌性痢疾，胃肠炎，腹胀，腹痛等。

8. 上巨虚

名义：该气穴名是根据其对腹内脏腑的严重病症有显著疗效而定的。虚，与实相反；巨，巨大。"巨虚"的直意即是非常虚。"巨虚"在此处的真正含义是针刺该部位能治疗腹内非常虚的病症。又因实践中发现"巨虚"不是一个而是两个，故位于上边的称"上巨虚"。

体位：坐位，屈膝90°。

位置：在胫骨和腓骨之间，在三里穴下7cm。《针灸甲乙经》："在三里下三寸。"

方向：直刺。

深度：2～4cm。

反应：触电感传至脚或伴有脚及胫前突然抽动。

神经：分布着腓肠外侧皮神经、腓深神经。

主治：下肢瘫痪及感觉障碍、急性胃肠炎、痢疾、便秘、排尿障碍等。

9. 足三里

名义：该气穴名是根据其位于膝下三寸而定的。《针灸甲乙经》曰："在膝下三寸，脐骨外廉。"古人将寸比喻成里，又因其位于膝下，故命名为"足三里"。

体位：坐位，屈膝90°。

位置：在髀骨下缘下10cm处的胫骨和腓骨之间。《针灸甲乙经》："在膝下三寸，脐骨外廉。"

方向：直刺。

深度：2～4cm。

反应：触电感传至脚或可伴有膝以下突然抽动。

神经：分布着股神经前皮支、腓肠外侧皮神经、腓深神经。

主治：下肢中枢性及周围性瘫痪、麻木。因该气穴对腹内多种病症有效，故有"肚腹三里留"之说。

10. 外犊鼻

名义：该气穴名是根据其所在部位而定的。因髌骨下中间的髌韧带较高、两侧较低，似牛鼻形状，故称"犊鼻"，其位于外侧者称"外犊鼻"。

体位：坐位，屈膝90°。

位置：在胫骨上端，髌韧带的外侧缘凹陷处，同髌尖平高。《针灸甲乙经》："在膝下上挟解大筋中。"

方向：直刺，或微偏中线。

深度：1～2.5cm。

反应：膝关节内酸、胀、抽等。

神经：分布着腓肠外侧皮神经及腓总神经关节支。

主治：膝关节肿痛、膝关节炎、膝关节损伤等。

11. 梁丘

名义：该气穴名是根据其所在部位而定的。《针灸甲乙经》曰："在膝上二寸。"此部位即股四头肌之间，两侧的股四头肌较高似梁，中间较低似丘，故命名"梁丘"。

体位：坐位。

位置：在髌骨上缘上5cm。《针灸甲乙经》："在膝上二寸。"

方向：直刺。

深度：1～2cm。

反应：局部抽麻。

神经：分布着股神经的肌支和前皮支。

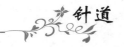

主治：膝关节疼痛、运动障碍等。

12. 阴市

名义：该气穴名是根据其对腹及下肢某些病症有效而定的。针刺该部位对寒疝痛、腹胀满、小腹胀痛、腰脚如冷水、膝寒等症有效，为了肯定该部位疗效，特命名"阴市"。古人将体表称为阳、腹内称为阴，热称为阳、寒称为阴；市，指都市等。"阴市"直意即属阴的都市。其真正含义即是治疗腹部病症、某些股膝病症的好部位。

体位：坐位。

位置：在髌骨上缘 7cm。《针灸甲乙经》："在膝上三寸，伏兔下。"

方向：直刺。

深度：1.5 ～ 2.5cm。

反应：局部抽麻。

神经：分布着股神经前皮支和股外侧皮神经，深层有股神经肌支。

主治：股痛，膝寒、屈伸不利，腹胀，腹痛等。

13. 伏兔

名义：该气穴名是根据其所在部位而定的。《针灸甲乙经》曰："在膝上六寸，起肉间。"此处"起肉"实指股直肌。"伏"有趴、隐藏之意，指该部位似趴着一只兔子，故称"伏兔"。

体位：坐位。

位置：在髌骨上缘 15cm。《针灸甲乙经》："在膝上六寸，起肉间。"

方向：直刺。

深度：2 ～ 3cm。

反应：局部抽麻。

神经：分布着股前皮神经及股外侧皮神经。

主治：股痛、膝肿、下肢瘫痪等。

14. 髀关

名义：该气穴名是根据其对大腿病症有效而定的。髀，大腿；关，关口。"髀关"直意即大腿的关口。其真正含义即治疗髀部病症的好部位。

体位：仰卧位。

位置：在髂前上棘直下与耻骨联合下缘水平线交叉点处。《针灸甲乙经》："在膝上，伏兔后交分中。"

方向：直刺。

深度：2～4cm。

反应：触电感，有时可传至大腿外侧。

神经：分布着股外侧皮神经。

主治：股痛，下肢瘫痪、麻木，慢性子宫内膜炎，腹股沟淋巴结肿大，白带过多等。

五、外侧中线

外侧中线共14个气穴。

1. 足窍阴

名义：该气穴名主要是根据其对脏腑病症有效而定的。窍，窟窿、孔洞、窍门等；阴，体腔内部。"窍阴"即脏腑的孔穴。针刺该部位对脏腑的多种病症有效，为了肯定该部位之功效，故名"窍阴"；又因其位于足部，特命名"足窍阴"。

体位：坐位或卧位。

位置：在第4趾外侧，距趾甲角约0.3cm。《针灸甲乙经》："在足小指次指之端，去爪甲如韭叶。"

方向：直刺。

深度：0.3cm。

反应：局部痛、胀。

神经：分布着腓浅神经的趾背神经。

主治：头痛、眩晕、球结膜炎、扁桃体炎、支气管炎、肺结核、胸膜炎、肝炎、胆囊炎等。

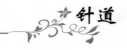

2. 侠溪

名义：该气穴名是根据其对某些病症有显著疗效而定的。侠，仗着自己力量帮助被压迫的人或行为；溪，山间小溪。"侠溪"即侠义之溪。其真正含义即针刺治疗多种病症的最佳部位。

体位：坐位或卧位。

位置：在第4趾和第5趾的跖趾关节前的凹陷处。《针灸甲乙经》："在小指次指二歧骨间，本节前陷者中。"

方向：直刺。

深度：1cm。

反应：抽麻感可达脚背。

神经：分布着腓浅神经的足背中间皮神经。

主治：头痛、眩晕、球结膜炎、耳鸣、耳聋、腮腺炎、肺结核、乳腺炎、冠心病、肝炎、胆囊炎等。

3. 地五会

名义：该气穴名是根据其对多种病症有效而定的。地，地球，人类生活的场所；会，多方相会。"地五会"直意即多方经脉在足相会之处。其真正含义是治疗多种病症的好部位。

体位：坐位或卧位。

位置：在第4跖骨和第5跖骨间隙的前端，手指掐得凹陷处。《针灸甲乙经》："在足小指次指本节后间陷者中。"

方向：直刺。

深度：0.5～1cm。

反应：局部抽麻。

神经：分布着足背中间皮神经、足背外侧皮神经等。

主治：足肿痛、腰痛、结膜炎、耳鸣、肺结核、乳腺炎、胃溃疡等。

4. 足临泣

名义：该气穴名主要是根据其对泣有关的病症有效，以及位于足与头临泣相对应而命名的。针刺该部位对泣有关之病症有效，类似头临泣的功效，又因其位于足，特定名"足临泣"。

体位：坐位或卧位。

位置：在第 4 跖骨和第 5 跖骨间隙的后端，手指掐得凹陷处。《针灸甲乙经》："在足小指次指本节后间陷者中。"

方向：直刺。

深度：1cm。

反应：局部抽麻，有时可传至小指尖。

经神：分布着足背中间皮神经、足底外侧神经的分支。

主治：足肿痛、头痛、目痛、癫狂等。

5. 丘墟

名义：该气穴名是根据其所在部位而定的。墟，山下之地。《针灸甲乙经》："在足外廉踝下如前陷者中。去临泣一寸。"足外廉踝下如前陷者中，似高山之下的丘墟之地一样，特命名"丘墟"。

体位：坐位或卧位。

位置：在外踝前下缘，骰骨后上方凹陷处。《针灸甲乙经》："在足外廉踝下如前陷者中。去临泣一寸。"

方向：直刺。

深度：1 ～ 1.5cm。

反应：局部抽麻，有时可传至脚尖。

神经：分布着足背中间皮神经分支及腓浅神经分支。

主治：踝关节扭伤、小儿麻痹、足内翻、呕吐、嗳酸、胸胁痛、颈项痛等。

6. 悬钟

名义：该气穴名主要是根据其对某些病症的显著疗效而定的。钟，钟表及规定时间；悬，悬吊、悬挂。"悬钟"直意即悬挂的钟表。其真正含义是该部位似悬挂的钟表一样，针刺后会使病症立刻发生变化。

体位：坐位或侧卧位。

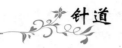

位置：在外踝尖上 7cm 的腓骨前缘处。《针灸甲乙经》："在足外踝上三寸，动脉中。"

方向：直刺。

深度：1 ～ 2cm。

反应：触电感传至脚外侧，有时伴有脚突然背屈。

神经：分布着腓浅神经。

主治：膝以下中枢性及周围性瘫痪、脊髓灰质炎后足内翻、踝关节炎、肝炎、胆囊炎、胃肠炎、肾炎等。

7. 阳辅

名义：该气穴名主要是根据其所在部位而定的，因在辅骨之阳侧，故命名"阳辅"。

体位：坐位或卧位。

位置：在外踝尖上 9.5cm 的腓骨前缘处。《针灸甲乙经》："在足外踝上四寸，辅骨前，绝骨端，如前三分，去丘墟七寸。"

方向：直刺。

深度：1 ～ 2cm。

反应：触电感传至脚背。

神经：浅层分布着腓肠外侧皮神经和腓浅神经。

主治：踝关节扭伤、踝关节炎、膝以下中枢性及周围性瘫痪、偏头痛等。

8. 光明

名义：该气穴名是根据其对眼病症有效而定的。

体位：坐位或卧位。

位置：在外踝尖上 12cm 的腓骨前缘处。《针灸甲乙经》："在足外踝上五寸。"

方向：直刺。

深度：1 ～ 2cm。

反应：触电感传至脚或伴有脚突然背屈。

神经：分布着腓浅神经。

主治：踝关节扭伤、小儿麻痹足内翻、膝以下中枢性及周围性瘫痪、结膜炎、视力障碍等。

9. 外丘

名义：该气穴名主要是根据其所在部位而定的。因该部位在踇长伸肌上，较高，似丘陵，又因在外侧，故命名"外丘"。

体位：坐位或仰卧位。

位置：在外踝上 16cm 的腓骨前缘处。《针灸甲乙经》："在外踝上七寸。"

方向：直刺。

深度：1～2cm。

反应：触电感传至脚背。

神经：分布着腓浅神经。

主治：小儿麻痹足内翻、膝以下中枢性及周围性瘫痪、腰痛等。

10. 阳交

名义：该气穴名是根据其所在部位经脉分布特征而定的。该部位直下即腓浅神经由深层穿向表层之部位，形容该经脉由阴交到阳（体表），特命名"阳交"。

体位：坐位或侧卧位。

位置：在外踝上 16cm。《针灸甲乙经》："在外踝上七寸，斜属三阳分肉间。"

方向：直刺。

深度：1～2cm。

反应：触电感传至脚背。

神经：分布着腓肠外侧皮神经、腓浅神经。

主治：小腿疼痛和运动障碍等。

11. 阳陵泉

名义：该气穴名是根据其对下肢和上腹部的多种病症有显著疗效及位于下肢阳面而定的。陵，有大山之意；泉，指地下流出的水源。"陵泉"即大泉，因该气穴位于膝下外侧，故命名"阳陵泉"。其实际含义是形容该部位为最佳部位。

体位：坐位或卧位。

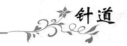

位置：目前针灸界常用取穴法有两种。①在小腿外侧，腓骨小头前下方凹陷处。②在膝以下，腓骨小头的下缘凹陷处，约在腓骨小头下缘一横指（腓总神经分为腓浅神经与腓深神经，浅层有腓肠外侧皮神经），此处有人称为"后阳陵泉"。《灵枢·本输》："在膝外侧陷者中也。"《针灸甲乙经》："在膝下一寸，腘外廉陷者中。"

方向：直刺。

深度：2～3cm。

反应：触电感传至脚或伴有胫部肌肉突然收缩。

神经：浅层分布着腓肠外侧皮神经，深层有腓总神经分支。

主治：下肢中枢性及周围性瘫痪、麻木，膝关节炎，坐骨神经痛，月经不调，便秘，肝炎，胆囊炎，胃炎等。

12. 膝阳关

名义：该气穴名是根据其对膝多种病症有疗效而定的。

体位：坐位或侧卧位。

位置：在犊鼻外陷者中。《针灸甲乙经》："在阳陵泉上三寸，犊鼻外陷者中。"

方向：直刺。

深度：1～2cm。

反应：局部抽麻，有时可向下放散。

神经：分布着股外侧皮神经末支。

主治：膝关节炎、膝肿痛、小腿麻木等。

13. 中渎

名义：该气穴名是根据其对一些病症有较好疗效而定的。渎，水沟，小渠。"中渎"指集中之渠。其实际含义是治疗病症的好部位。

体位：坐位或侧卧位。

位置：在膝阳关穴直上11cm。《针灸甲乙经》："在髀骨外，膝上五寸，分肉间陷者中。"

方向：直刺。

深度：1～2cm。

反应，局部抽麻，有时可向下放散。

神经：浅层分布着有股外侧皮神经，深层有股神经的肌支。

主治：股外侧皮神经炎，膝关节炎，下肢中枢及周围性瘫痪、麻木等。

14. 风市

名义：该气穴名是根据其对下肢疼痛等病症有显著疗效而定的。中医认为多种腿痛均与风有关，针刺该部位对下肢疼痛等症有显著疗效，为了肯定和形容该部位对下肢疼痛等症之特殊功效，特命名"风市"。风，指与下肢疼痛有关的病症；市，市场。"风市"直意即风的市场，其真正含义是治疗下肢疼痛的最佳部位。

体位：侧卧位。

位置：在膝阳关直上 14cm。《针灸资生经》："在膝上 7 寸，外侧两筋间。"

经验取穴法：直立，两手自然下垂，中指尖处。

方向：直刺。

深度：2～3cm。

反应：局部抽麻，有时可向下放散。

神经：浅层分布着股外侧皮神经，深层有股神经的肌支。

主治：下肢麻痹和疼痛、股神经痛、坐骨神经痛等。

六、外侧后线

外侧后线共 21 个气穴。

1. 至阴

名义：该气穴名是根据其对脏腑病症有效而定的。古人称体表为阳，胸、腹腔内为阴；"至"有到达之意。为了肯定该部位对脏腑病症的疗效，特命名"至阴"，意思是针刺该部位能达到阴的部位。

体位：坐位或卧位。

位置：在足小趾外侧，距趾甲角 0.3cm。《针灸甲乙经》："在足小趾外侧，去爪甲如韭叶。"

方向：直刺。

深度：0.3～0.5cm。

反应：局部抽麻、痛。

神经：分布着腓浅神经和腓肠神经。

主治：头痛、眩晕、结膜炎、鼻炎、感冒、冠心病、肝炎、胆囊炎、阳痿、遗精、急性膀胱炎、月经不调等。

2. 足通谷

名义：该气穴名是根据其对躯体深部病症有效而定的。"谷"有到达底部、深部之含义；"通"即通达之意。"通达"即形容该部位能通达人体的深部。又因其位于足部，故命名"足通谷"。

体位：坐位或卧位。

位置：在足小趾外侧，第5跖趾关节之间的凹陷处。《针灸甲乙经》："在足小趾外侧，本节前陷者中。"

方向：直刺。

深度：0.5cm。

反应：局部抽麻，有时可传至小趾尖。

神经：分布着足底外侧神经的分支。

主治：头痛、眩晕、鼻出血、月经不调、慢性胃肠炎等。

3. 束骨

名义：因其位于第5跖骨小头后下方外侧，第5跖骨成束状，故命名"束骨"。

体位：坐位或侧卧位。

位置：在足外侧，第5跖骨小头的后外侧，赤白肉际的凹陷处。《针灸甲乙经》："在足小趾外侧，本节后陷者中。"

方向：直刺。

深度：1cm。

反应：可有触电感传至脚趾尖。

神经：分布着足底外侧神经。

主治：头痛、结膜炎、足外侧痛等。

4. 京骨

名义：因该部位在足外侧大骨下，即第5跖骨粗隆前下方，以此骨名为名，故称"京骨"。

体位：坐位或侧卧位。

位置：在足外侧，第5跖骨底的前外侧，赤白肉际的凹陷处。《针灸甲乙经》："在足外侧大骨下，赤白肉际陷者中。"

方向：直刺。

深度：1cm。

反应：触电感传至脚趾。

神经：分布着胫神经的足底外侧皮神经。

主治：膝痛不可屈伸、腰背急痛不可俯仰等。

5. 金门

名义：在该部位针刺足背外侧皮神经对某些病症有显著疗效，即该部位为最珍贵之门户，特用"金门"来形容。

体位：侧卧位。

位置：在足外踝前下方，股骨外侧，第5跖骨底后方的凹陷处。《针灸甲乙经》："在足外踝下。"

方向：直刺或往前下斜刺。

深度：0.5～1.5cm。

反应：触电感传至脚尖。

神经：分布着足背外侧皮神经。

主治：膝胫酸痛不能久立、小儿发痫等。

6. 申脉

名义：针刺该部位对胫、踝、足等部位之筋脉拘急、屈伸不利等症有较好疗效，特命名"申脉"。申，陈述、申请；脉，经脉。"申脉"实际含义即申请治疗经脉的部位。

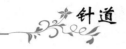

体位：坐位或侧卧位。

位置：在外踝直下，跟骨滑车突下缘，赤白肉际的凹陷处。《针灸甲乙经》："在足外踝下陷者中。"

方向：直刺或往前下斜刺。

深度：0.5 ～ 1.5cm。

反应：触电感传至脚外侧或伴有脚突然背屈抽动。

神经：分布着胫神经的足外侧皮神经。

主治：踝关节扭伤，脑血管疾病引起的足瘫痪、麻木，头痛，眩晕，痛经等。

7. 仆参

名义：针刺该部位能治疗跟骨骨刺、胫以下活动障碍等，为了形容该部位之疗效，特命名"仆参"。仆，伺候人的工役；参，有三种发音，即：cān，参加；cēn，参差不齐；shēn，人参、参星。"仆参"真正含义是治疗下肢瘫痪的最佳部位，病愈后患者下肢灵活有力，似仆人那样殷勤。

体位：坐位或侧卧位。

位置：在昆仑穴直下方，足跟外侧的凹陷处。《针灸甲乙经》："在跟骨下陷者中。"

方向：直刺。

深度：1cm。

反应：触电感传至脚外侧。

神经：分布着腓肠神经跟外侧支。

主治：跟骨骨刺、踝关节扭伤、膝以下疼痛和瘫痪等。

8. 昆仑

名义：该气穴名是根据其所在部位而定的。外踝之后的腓肠神经是该部最大的经脉，针刺该部位疗效显著，为了形容该部位经脉之大和显著疗效，特用最大山脉之名"昆仑"为名。

体位：坐位或侧卧位。

位置：在外踝之后，外踝和跟腱的中间凹陷处。《针灸甲乙经》："在外踝后，跟骨上陷者中。"

方向：直刺或斜刺。

深度：1～2cm。

反应：触电感传至脚外侧。

神经：分布着腓肠神经和腓浅神经。

主治：踝关节扭伤、脚跟肿痛等。

9. 跗阳

名义：该气穴名主要是根据经脉由此而分布在足阳面而定的。现代解剖证明，腓肠神经由此处走向前外下，达足外侧上面。"跗"有脚背之意，"阳"有表面之意。"跗阳"直意即脚背的表面。其真正含义是治疗跗阳病症的最佳部位。

体位：坐位或侧卧位。

位置：在外踝上缘 7cm 处的跟腱外侧缘。《针灸甲乙经》："在足外踝上三寸。"

方向：直刺。

深度：1～2cm。

反应：触电感传至脚。

神经：分布着腓肠外侧皮神经和腓浅神经。

主治：踝关节扭伤、足中枢性及周围性瘫痪等。

10. 阳交

名义：该气穴名主要是根据经脉与阳面相交而定的。现代解剖证实，腓肠外侧皮神经在此处向下斜达外侧面（即阳面），可能据此而命名"阳交"。

体位：坐位或侧卧位。

位置：在外踝上 16cm。《针灸甲乙经》："在外踝上七寸，斜属三阳分肉间。"

方向：直刺。

深度：1～2cm。

反应：触电感传至脚。

神经：分布着腓肠外侧皮神经、腓浅神经。

主治：小腿疼痛和运动障碍等。

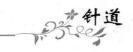

11. 飞扬

名义：该气穴名是根据其对下肢运动障碍有显著疗效而定的。针刺该部位能使下肢运动功能恢复，患者可扬步如飞，为了形容该部位恢复肌力之功效，特命名"飞扬"。

体位：俯卧位。

位置：在承山穴外下约3cm。《灵枢·经脉》："去踝七寸。"《针灸甲乙经》："在足外踝上七寸。"

方向：直刺。

深度：1～2cm。

反应：触电感传至脚。

神经：分布着腓神经交通支（腓肠外侧皮神经）。

主治：膝以下运动和感觉障碍、小腿痛、痔疮等。

12. 承山

名义：该气穴名是根据其对下肢某些病症有显著疗效而定的。承，承受；"承山"指能承受之山。下肢疼痛、活动障碍，患者不能站立及行走。针刺该部位能使下肢疼痛消失，活动恢复正常，增强肌力，为了肯定该部位恢复肌力之功效，特用站立时能承受山来形容，故名"承山"。

体位：侧卧位。

位置：在小腿后面正中，腓肠肌两侧肌腹交界的下端，手指揦得凹陷处。《针灸甲乙经》："在兑肠下分肉间陷者中。"

方向：直刺。

深度：2～4cm。

反应：触电感传至脚或伴有膝下突然抽动。

神经：浅层分布着腓肠内侧皮神经，深层为胫神经。

主治：膝以下瘫痪及麻木、腰腿痛、坐骨神经痛、腹泻、便秘、脱肛等。

13. 承筋

名义：该气穴名是根据其对下肢某些病症有显著疗效而定的。古人认为下肢疼痛和活动障碍与经筋病症有关。承，承受；筋，经筋。"承筋"即承受经筋。针刺该部位能使下肢疼痛消失，活动障碍恢复，为了肯定该部位承受筋之作用，特命名"承筋"。

体位：侧卧位。

位置：在合阳与承山两穴连线的中点（约在腓肠肌中央）。《针灸甲乙经》："在腨肠中央陷者中。"

方向：直刺。

深度：2～3cm。

反应：触电感传至脚或伴有膝下突然抽动。

神经：浅层分布着腓肠内侧皮神经，深层为胫神经。

主治：足胫疼痛、膝下瘫痪及麻木、习惯性便秘、痔疮等。

14. 合阳

名义：该气穴名比较特殊，主要是根据通向阳面的经脉在此处相合而定的。因该部位有支配胫深部及前外侧的分支，分别合如胫神经干，故命名"合阳"。

体位：俯卧位。

位置：在委中穴直下5cm。《针灸甲乙经》："在膝约文中央下二寸。"

方向：直刺。

深度：2～3cm。

反应：触电感传至脚或伴有膝下突然抽动。

神经：浅层分布着股后皮神经和腓肠内侧皮神经，深层为胫神经。

主治：下肢中枢性及周围性瘫痪、麻木，膝腿酸重、筋挛急，功能性子宫出血，子宫内膜炎，睾丸炎等。

15. 委中

名义：该气穴名是根据其位于膝关节后中央而定的。"委"有多种含义，其中之一为曲折。人体膝关节能弯曲，即简称"委"。该气穴又位于膝关节的后中央，故命名"委中"。

体位：俯卧位。

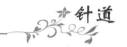

位置：在腘窝横纹正中，腘动脉的外侧。《灵枢·本输》："腘中央。"《针灸甲乙经》："在腘中央约文中动脉。"

【附】腘窝在膝关节后面，由股二头肌、半膜肌、半腱肌、腓肠肌、外侧头等围成。腘窝内有腘动、静脉和胫神经通过，胫神经位于动脉外侧，由股后皮神经司皮肤感觉。

方向：直刺。

深度：1～2.5cm。

反应：触电感传至脚或伴有下肢突然抽动。

神经：浅层分布着股后皮神经，深层为胫神经。

主治：下肢瘫痪及麻木、膝关节炎、腰骶痛、坐骨神经痛、腹泻、感冒、鼻出血等。

16. 委阳

名义：该气穴名较特殊，主要是根据其位于膝关节后中央偏外侧而定的。因委有曲折之意，人体膝关节能弯曲，故称"委"；该气穴又在膝关节后中央偏外侧，即偏阳侧，故命名"委阳"。现代解剖证明，腓总神经由此部位斜向前外下至小腿前外侧（阳面），因此，该气穴可能还有委部经脉通行阳面之意。

体位：俯卧位。

位置：在腘窝横纹的外侧，股二头肌腱的内缘。《针灸甲乙经》："出于腘中外廉，两筋间承扶下六寸。"

方向：直刺。

深度：0.5～1.5cm。

反应：触电感传至脚或伴有膝下突然抽动。

神经：浅层分布着股后皮神经，深层有腓总神经。

主治：膝下中枢性及周围性瘫痪、麻木，腰脊强痛，小便不利，小腹胀满等。

17. 浮郄

名义：该气穴名是根据其对下肢运动障碍有效而定的。浮，浮起来；郄，隙。"浮郄"即能浮起来的穴隙。针刺该部位能治疗胫部及脚的活动障碍，为了形容该部位浮起来之疗效，特命名"浮郄"。

体位：俯卧位。

位置：在委中和委阳连线的中点，垂直往上 2.5cm。《针灸甲乙经》："在委阳上一寸，屈膝得之。"

方向：直刺。

深度：0.5 ～ 1.5cm。

反应：触电感传至脚或伴有膝下突然抽动。

神经：浅层分布着股后皮神经，深层有腓总神经。

主治：下肢中枢性及周围性瘫痪、麻木，习惯性便秘，肠炎，膀胱炎等。

18. 殷门

名义：该气穴名是根据其对下肢的多种病症有显著疗效而定的。殷，殷勤；门，门户。"殷门"即殷勤之门户。因下肢疼痛和活动障碍，患者常懒于活动，针刺该部位能使下肢的疼痛和活动障碍恢复，患者病愈后行动方便，变得非常殷勤。为了形容该部位之疗效，将此处定为殷勤之门户，故命名"殷门"。

体位：俯卧位。

位置：在承扶与委中连线的中点往上移 2cm。《针灸甲乙经》："在肉（应为浮）郄下六寸。"

方向：直刺。

深度：3 ～ 5cm。

反应：触电感传至脚或伴有下肢突然抽动。

神经：分布着股后皮神经和坐骨神经。

主治：腰背部疼痛、坐骨神经痛、下肢瘫痪和麻木等。

19. 承扶

名义：该气穴名是根据其对下肢某些病症有显著疗效而定的。承，承受；扶，扶持。"承扶"即承受扶持。因为下肢疼痛和活动障碍，常需扶拐或扶物行走，针刺该部位能治疗下肢疼痛和活动障碍，患者在不扶拐杖的情况下能自由行走，说明该部位有承受扶持之功效。为了形容和肯定该部位之疗效，故命名"承扶"。

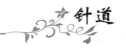

体位：俯卧位。

位置：在臀横纹正中处，臀大肌的下缘，股二头肌和半腱肌之间。《针灸甲乙经》："在尻臀下，股阴肿上约文中。"

方向：直刺。

深度：2.5～5cm。

反应：触电感传至脚或伴有下肢突然抽动。

神经：浅层分布着臀下神经、股后皮神经，深层有坐骨神经通过。

主治：坐骨神经痛、腰骶神经疼痛、下肢瘫痪及感觉障碍、痔疮、习惯性便秘等。

20. 环跳

名义：该气穴名是根据其对下肢的多种病症有显著疗效而定的。环，环曲；跳，跳跃。"环跳"即转圈跳跃。针刺该部位能使下肢的感觉和运动恢复正常，病愈后患者不仅能自由行走，而且能随意乱跳。为了肯定和形容该部位之疗效，特命名"环跳"。

体位：俯卧位或侧卧位。

位置：在骶正中嵴下端，平行往外移8cm，此处夹角约为130°，然后向外下3cm处。《针灸甲乙经》："在髀枢中。"

方向：直刺。

深度：5～10cm。

反应：触电感传至脚或伴有下肢突然抽动。

神经：浅层分布着臀下皮神经、臀下神经，深层为坐骨神经。

主治：坐骨神经痛、腰骶神经根炎、中枢性及周围性瘫痪等。

21. 秩边

名义：该气穴名是根据其对下肢的某些病症有显著疗效而定的。"秩"指秩序；"边"指边缘等。"秩边"即有秩序地在边缘行走。某些疾病可使下肢肌力减弱、行动困难，针刺该部位能使下肢疼痛消失和活动恢复正常，行走时步态灵活自如，可在最边缘处有秩序地行走。为了形容和肯定该部位之疗效，特命名"秩边"。

体位：俯卧位或侧卧位。

位置：骶下中嵴下端平行往外 8cm（约四横指宽）。《针灸甲乙经》："在第二十一椎下两旁各三寸陷者中。"

方向：直刺。

深度：6 ～ 8cm。

反应：触电感传至脚或伴有下肢突然抽动。

神经：分布着臀下神经、股后皮神经及坐骨神经。

主治：坐骨神经痛、下肢瘫痪及麻木、腰骶痛、大便不利、小便难等。

第三章　针刺神、机、经、筋

中国针灸学家们针刺神、机、经、筋，是中医临床的重大发现和发明，是中医学五千年积累的丰富经验和取得的巨大成就。现简述于后。

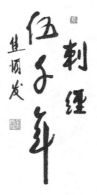

刺经五千年

第一节　概述

早在上古时代，针灸学家针刺"神、机"治病就有明确的标准。《灵枢·九针十二原》曰："往者为逆，来者为顺；明知逆顺，正行无问。逆而夺之，恶得无虚？追而济之，恶得无实？迎之随之，以意和之，针道毕矣。"

"往者为逆，来者为顺，明知逆顺，正行无问。"句中的"往者"和"来者"，实指在针刺时出现"气至"的逆和顺。因在当时"气至"的概念还没有形成，只能用"往"和"来"形容。"明知逆顺，正行无问"即说知道逆、顺是指"气至"的逆、顺，就大胆去刺，不要再问了。

往者为逆，来者为顺

"逆而夺之，恶得无虚？追而济之，恶得无实"是说逆而夺使针后迎，还能不虚？追而济，将针往内推，还能不实？"迎之随之，以意和之"是说将针迎和随，调整"气至"的程度。"针道毕矣"是说针道就是这些。

《针灸甲乙经·针道第四》曰："形乎形，目瞑瞑。扪其所痛，索之于经，慧然在前……"

"形乎形，目瞑瞑"是说"形"很难看见，"瞑"有闭眼之意。"扪其所痛，索之于经，慧然在前"是说用手指按能出现疼痛，用手指按能摸到条索状、略有弹性之物，则"形"就在眼前。这段经文表述了在"形"中用手指按压能出现疼痛、能探索到"经"。"经"字的出现太可贵了。因前有"粗守形，上守神，神乎神，客在门"之论述，证明在"形"中刺的"神"也称"经"。或者说，在"形"中刺的就是"神经"。这段经文证明，中国针灸学家早在上古时期就发现了"神经"，而且知道用微针刺"神经"治病。经文记载的是事实，更是历史。

后来，在针刺时患者突然出现异常感觉，则用"气"表示。《灵枢·行针》中"或神动而气先针行，或气与针相逢……"即是部分佐证。

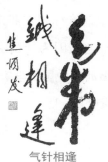

气针相逢

接着，"气至"的概念逐渐形成。《素问·六节藏象论》曰："所谓求其至者，气至之时也。""气至"一词自此开始流传、应用。

《素问·针解》曰："经气已至，慎守无失者，勿变更也。"原文非常可贵。不仅对"气至"的认识更加深化，而且对"经"的认识也有了飞跃。

"经气至"是指针刺"经"上出现的"气至"。"气至"就是针刺后患者立刻感到酸、麻、胀、痛、抽等。"慎守无失"是说"经气至"太重要了，应守住，千万不要失去。

"经气至"的出现是中国针刺"神、经"的铁证。如数千年后的今天，西医学中描述的"躯体四肢神经"被针刺中后，立刻会出现类似的异常感觉。

接下来出现了"谷气至"。《灵枢·终始》曰："凡刺之属，三刺至谷气，邪僻妄合，阴阳易居，逆顺相反，沉浮异处，四时不得，稽留淫泆，须针而去。故一刺则阳邪出，再刺则阴邪出，三刺则谷气至，谷气至而止。所谓谷气至者，已补而实，已泻而虚，故已知谷气至也。"

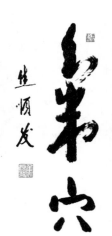

中气穴

"谷气至"的出现标志着对"气至"认识的飞跃。"谷气至"是针刺"谷"中出现的"气至"。"谷"指肌肉之间的"溪"和"谷"。意思是，将针刺在肌肉的溪、谷之处，即可出现"气至"。"谷气至"就能治疗疑难病症。"邪僻妄合，阴阳易居，逆顺相反，沉浮异处，四时不得，稽留淫泆。"这6句话24个字形容和概述了所治疗的疾病，而且明确了"谷气至"后就"已补而实，已泻而虚"。这说明只要出现"谷气至"，就能获得明显疗效，再不要说补虚、泻实了。

为什么将针刺在肌肉的溪、谷之处即可出现"谷气至"呢？这是因为针刺中了此处的"会"（神、机、经）。早在先秦前，中国医学家就发现并运用其治疗疾病，这是多么可贵呀！

"气穴"即针刺"穴位"时出现"气至"的点。《素问·气穴论》中"气穴之处，游针之居"即是佐证。因"游针"即自由行针，"居"是最后居留的点。由此可知，"气穴之处"就是将针刺在"神、机、经"上，才能出现"气至"。

后来，"气至"这个词被广泛使用，而且还出现了类同之词。如《灵枢·热病》中"气下乃止"及《灵枢·终始》中"气和乃止""气调而止"即是部分佐证。这些经文中有"乃止""而止"，其要求出现"气至"则出针，这也是对"气至"认识的深化，一旦出现"气至"就能获得明显疗效。正如《灵枢·九针十二原》所说："刺之而气不至，无问其数；刺之而气至，乃去之，勿复针。刺之要，气至而有效；效之信，若风之吹云，明乎若见苍天，刺之道毕矣。"

经文中不仅论述了针刺时必须出现"气至"，而且描述了出现"气至"后获得的疗效，如同风吹乌云散，立刻见晴天。

针灸学家们对"气至"越用体会越深，越用感悟越多。

《灵枢·经筋》曰："治在燔针劫刺，以知为数，以痛为输。""燔针劫刺"是说将针加温后可取得好的疗效。现代医学家认为将针体放在酒精灯上烧成白色，温度高达 1000℃，再快速刺入体内，称其为"燔针劫刺"，其实是不确切的。因为在公元前，一般民用的"火"根本烧不红针，更不要说发白了，那时还没有"酒精"，当然不会有"酒精灯"。

"以知为数"是说在针刺的时候，以患者知道为数。患者知道就是患者突然感到了酸、麻、胀、痛、抽等异常感觉，此时应该停止针刺。"以知为数"实为针刺"节之交三百六十五会"的特殊体验和描记。刺"筋"就是在"三百六十五会"进行针刺。

"以痛为输"是说以疼痛的部位为穴。就是说，患者主观有疼痛的部位和（或）用手指按压时有疼痛的部位即针刺的部位。其与"扪其所痛，索之于经，慧然在前"意思类同。

《标幽赋》曰："轻、滑、慢而未至，沉、涩、紧而已至。"其意即在针刺时，医生的手感到针尖处轻、滑、慢，就是气还未至；若手感到针尖处突然变得沉、涩、紧，就是已经"气至"。经文没有描述原因，只有结果。为什么会出现这些结果

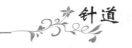

呢？因为将针刺在"会"（神、机、经）上，其受到刺激突然兴奋，致使被支配的肌肉产生明显收缩，作用于针尖处，所以这时持针的手会感到针尖处突然变得沉、涩、紧。

《针灸大成》曰："凡刺浅深，惊针则止。"不管针刺深浅，只要惊动针就停止。刺中"会"（神、机、经）时，使支配的肌肉突然收缩，故而惊动了针。

"气至"是个简单而普通的词，中国针灸学家们探索了数千年、论述了数千年、应用了数千年，直到今天，当代针灸学家们仍然企盼"气至"。只有出现"气至"，才能获得较好疗效。

笔者认真研究后发现，中国历代针灸学家们所描述"气至"的种种现象，皆是刺中躯体四肢的"周围神经"后出现的异常感觉和反应。

为什么将针刺在躯体四肢"周围神经"上会立刻出现明显异常感觉和运动反应呢？这是因为位于躯体四肢的"周围神经"是感觉和运动的混合神经（除面神经和三叉神经外），其传入多种感觉信息和传出运动信息。针刺后，神经立刻将针刺的信息分别传递到脑和所支配的肌肉，即突然出现酸、麻、胀、痛、抽等异常感觉和相关肌肉收缩产生运动反应。肌肉收缩，持针的手才能感到沉、涩、紧等。

为什么将针刺在躯体四肢的"周围神经"后能获得快而好的疗效呢？这是一个奇妙而有趣的话题，《灵枢·九针十二原》曰："调其血气，营其逆顺出入之会。"其意是说针刺后可以调整疾病部位血流量和氧气含量，营养传递出入信息的"会"（神、机、经）等物质。

笔者下面用现代汉语和西医学知识试解这个问题。

人类的皮肤有复杂的感觉功能。皮肤触碰物体后，其上感受器探知的信息，通过神经传递到大脑，进行分析、处理。将针直接刺在传导感觉信息的神经上，立刻产生巨大的反应，迅速出现明显的酸、麻、胀、痛、抽等异常感觉。人脑接收到巨大的、伤害性的刺激，立刻做出血管扩张、血流加快、白细胞增多等应急处理，使其恢复新的常态。这是一个非常复杂的过程，从病理损害的角度容易说清。临床出现的体征和症状是由相关器官和（或）组织出现的病理改变决定的。疾病后，病变区的组织处于坏死和（或）因缺血、缺氧失去功能等特殊状态。将针刺在相关的"周围神经"上，

170

产生强大的异常兴奋，将强烈异常的信息传递到脑的相关部位，打破了疾病区的信息布局和状态，迅速处理了新的乱象。在新的安排和布局的过程中，疾病区缺氧和缺血的组织出现血管扩张、血流量增加的现象，将较多的血液和氧气供给缺血的组织，激活缺血和（或）被抑制的组织，使其功能改变或恢复。这个复杂的过程在几秒、几分钟内即可完成。调整后的新常态使患者的体征和症状得到了不同程度的改变。这可能就是"效之信，若风之吹云，明乎若见苍天"的原因。

"气至"是刺中"神经"，出现异常感觉和抽动反应的代名词。读懂了"气至"的真正含义，就能读懂"针刺神经"了。

"气至"像一座丰碑，铭刻着中国"针刺神经"的历史和变迁。

"气至"是一把钥匙，能打开中国"针刺神经"最大的纠结。

"气至"是一座金桥，能使中国"针刺神经"一举跨入当代的科学世界。

上述仅是针刺"会"（神、机、经）的历史和概况，笔者据此挖掘出针刺"会"（神、机、经）的关键技术，现论述于后。

第二节　针刺神、机、经、筋的技术

一、部位指按定

"部位指按定"是重要经验之一。有经验的医生在确定针刺部位后，再在其范围用手指按压，寻找出现特殊感觉的部位。这个部位即是刺中"会"（神、机、经）的最佳部位。其不仅易刺中，而且还能提高疗效。下述经文即是部分佐证。

《灵枢·背腧》曰："……则欲得而验之，按其处，应在中而痛解，乃其腧也……"《灵枢·卫气》曰："……取此者用毫针，必先按而在久应于手，乃刺而予之。"《灵枢·五邪》曰："……以手疾按之，快然，乃刺之。"《难经·第七十八难》曰："当刺之时，先以左手压按所针荣俞之处，弹而努之，爪而下之，其气之来，如动脉之状，顺针而刺之……"《灵枢·经筋》曰："……以痛为输……"

从上述经文可知，要求按压出现痛解、应手、快然、气来、疼痛等特殊感觉是

171

为了确定更准确的部位，针刺"会"（神、机、经）。

早在数千年前，中国医学家们就知道按压出现这类特殊感受和反应，历代医学家进行了传承、弘扬。直到现在，有经验的医生在针刺前仍然用手指按压确定具体部位。这个经验越用越灵，如能熟悉掌握，即可快速刺中。

数千年来，中国医学家一直用手按压、寻找特殊感觉和反应。如此简单的方法、直白的表述，竟然是寻找"会"（神、机、经）的妙法。久而久之，这种经验升华成了科学、艺术，演变成了文化，我们当然要传承、弘扬。

二、针刺神、机、经、筋

针刺"会"（神、机、经、筋）看似简单，实际很难。难的不是技术，而是正确认识。

笔者研究发现，中国针刺治病的五千年，就是探索针刺"会"（神、机、经）治病的五千年。

中国早在数千年前就用诗一般的语言将其描述得出神入化。遗憾的是，后代医家在传承时错解了原文，使针刺技术走了样。现据原文的真意概述于后。

1.《灵枢·九针十二原》曰："《大要》曰：徐而疾则实，疾而徐则虚。"

该段经文是最早描述针刺神、机的佐证。其出于《黄帝内经》中的《灵枢》，源于很久以前，因《大要》是上古的经文，所以"徐而疾则实，疾而徐则虚"即是上古时期的经文。几千年来，医家们一直在传承、应用。《灵枢·小针解》曰："徐而疾则实者，言徐内而疾出也。疾而徐则虚者，言疾内而徐出也。"这种解释使其变成"徐缓进针而疾速出针""速进针而徐缓出针"。再后来则演变成"徐疾补泻法"。由此而知，几千年来，人们把"徐而疾则实，疾而徐则虚"演变成用针"补虚证、泻实证"的技术，并作为针灸学中的常规补泻法之一。但是，笔者认为"徐而疾则实，疾而徐则虚"根本不是这个意思，在古代即有不同的看法，如《素问·针解》曰："徐而疾则实者，徐出针而疾按之""疾而徐则虚者，疾出针而徐按之"。这种解读与《灵枢·小针解》的意思完全相反。

笔者研究该段经文40多年，发现以上两种说法都是错误的。笔者曾撰写《浅析"徐而疾则实，疾而徐则虚"》（《针刺治病》，人民卫生出版社 2005 年出版）和《读"徐而疾则实，疾而徐则虚"新悟》（《针道——读中医经典随笔》，中国中医药出版社 2015 年出版），主要论点大致如下：①经文约有 4000 年，是中国最早的医学经文。②经文出于针刺"躯体四肢神经"治病的高手。③用简练的文字高度概括了刺中"躯体四肢神经"的关键经验。"徐而疾则实"是说在针刺"躯体四肢神经"的过程，如果缓慢往内推时突然出现"气至"现象，即是"实"。这表示针尖已到"实"处，证明已经刺中"躯体四肢神经"。"疾而徐则虚"是说在针刺"躯体四肢神经"的过程，如果针推进的速度比较快，"气至"现象出现得较慢（弱），则是"虚"。这表示针尖还在"虚"处，证明还没有刺中"躯体四肢神经"。④"实"是针尖到了"实"处，表示刺中"躯体四肢神经"，并没有使人体变成"实证"之意。"虚"是针尖仍在"虚"处，表示没有刺中"躯体四肢神经"，并没有使人体变成"虚证"之意。笔者的解读不仅撼动了补虚证、泻实证的根基，而且发现了中国最早针刺"躯体四肢神经"的绝技。

2.《灵枢·九针十二原》曰："凡用针者，虚则实之，满者泄之，菀陈则除之，邪盛则虚之。"

《灵枢·小针解》曰："所谓虚者实之者，气口虚而当补之也。满则泄之者，气口盛而当泻之也。菀陈则除之者，去血脉者。邪胜则虚之者，言诸经有盛者，皆泻其邪也。"《素问·针解》曰："刺虚则实之者，针下热也，气实乃热也。满而泄之者，针下寒也，气虚乃寒也。菀陈则除之者，出恶血也。邪胜则虚之者，出针勿按。"两本书两种说法，后人各据其意，以白话来解读，传承中又增加了"补虚证、泻实证"的刺法。

笔者研究发现，该段经文是早期针刺"躯体四肢神经"的经典论述。经文的句首有"凡用针者"，这一描述将后面的内容全限定在其中。特别是"用针"二字，可以理解成在针刺"躯体四肢神经"的过程中，针尖处的特殊感受。这样就知道"虚者实之"就是在针刺的过程，如果针尖处还是空虚的，就应该让其变成实的感觉。这就是"虚者实之"的本意。"满者虚之"与"虚者实之"相反，即针尖处感到太满了，应该变得虚一些。这就是"满者虚之"的本意。"菀陈则除之"，"菀陈"

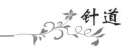

指在针刺时遇到了特殊阻力，再不能刺进去。"则除之"即遇到这种情况应将针往后退，改变方向再刺。这就是"菀陈则除之"的本意。"邪胜则虚之"即感到邪气太多（古人认为在针刺时如果出现的异常感觉太强烈，即称其为邪气），此时应该将针往后退些，即可使邪气减少。这就是"邪胜则虚之"的真实含义。

3.《灵枢·九针十二原》曰："粗守形，上守神；神乎神，客在门……"

此段经文是早期针刺"躯体四肢神经"的经典，可惜在传承中变了样。如《灵枢·小针解》曰："粗守形，守刺法也。上守神者，守人之血气有余不足，可补泻也。神客者，正邪共会也。神者，正气也。客者，邪气也。在门者，邪循正气之所出入也……"现代解读时却变了样。"粗守形"是说水平低劣的医生仅守机械的刺法。"上守神"是说高明的医生能辨别人的血气盛衰虚实情况，分别施用补法、泻法。"神"指正气而言。"客"指邪气而言。古代的释文、当今的白话解，将"粗守形，上守神，神乎神，客在门……"描述成补虚证、泻实证的针刺技术，笔者认为是对原文的错误解读。

笔者研究发现，"粗守形，上守神，神乎神，客在门……"是描述针刺"躯体四肢神经"的经典论著。"粗守形"指低劣的医生只知道针刺穴位，而高明的医生则知道在穴位中刺"神"。"神乎神，客在门"是说"神"非常神奇，就像尊贵的客人在穴位中。此处的"神"即"神秘之物"的简称。经笔者研究，"神"实指西医学中的"躯体四肢神经"。

4.《灵枢·九针十二原》曰："粗守关，上守机。机之动，不离其空；空中之机，清静而微，其来不可逢，其往不可追。知机之道，不可挂以发；不知机道，扣之不发，知其往来，要与之期，粗之暗乎！妙哉！工独有之。"

《灵枢·小针解》曰："粗守关者，守四肢而不知血气正邪之往来也。上守机者，知守气也。机之动不离其空中者，知气之虚实，用针之徐疾也。空中之机清静以微者，针以得气，密意守气勿失也。其来不可逢者，气盛不可补也。其往不可追者，气虚不可泻也。不可挂以发者，言气易失也。扣之不发者，言不知补泻之意也，血气已尽而气不下也。知其往来者，知气之逆顺盛虚也。要与之期者，知气之可取之时也。粗之暗者，冥冥不知气之微密也。妙哉！工独有之者，尽知针意也。"当代的白话解使该段经文变得悬疑迭起，神秘莫测。

　　笔者研究发现，该段经文不仅是中国早期针刺"躯体四肢神经"的经典论著，而且是通过尸解、解剖等研究"躯体四肢神经"的科研论文。

　　"粗守关，上守机。"即是说低劣的医生只知道针刺"穴位"治病，而高明的医生则知道在"穴位"中刺"机"治病。"机之动，不离其空"是说"机"的活动始终不离开其空间。"空中之机，清静而微"即在机的空间（范围），肉眼看是比较清静的，仅有微微之动。"其来不可逢，其往不可追"是说其内部传递着出入往来的信息，而且主观没有什么感觉，也不能控制。"知机之道者，不可挂以发"是说知道机的要害，针刺时才能不差分毫。"不知机道，扣之不发"其意是如果不知道机的要害，刺了也等于没有刺。"知其往来，要与之期"是说知道机的来龙去脉，就能达到预期目的。"粗之暗乎，妙哉！工独有之"是说低劣的医生什么也看不见（不知道），真奇妙！只有高明的医生才能知道这一切。

　　由此而知，中国古代医学家早在五千年前即行尸解、解剖和特殊研究，发现了位于穴位中的"机"，外表上看是清静的仅有微微之动，但内部快速传递着出入往来的信息，主观上还不能控制。这显然是指"躯体四肢神经"。因到目前所知，只有"躯体四肢神经"同时传递出（运动）入（感觉）冲动（信息），其他组织没有这个功能。如此神奇的传导功能，当时是如何发现的，用的什么方法，如今都不知道。难道当时有检测神经传导的仪器？这值得进一步研究。不管怎么样，这个发现是伟大的，而且描记得具体生动，令人震惊！

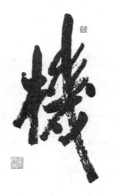

机

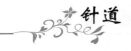

5.《灵枢·九针十二原》曰："欲以微针通其经脉，调其血气，营其逆顺出入之会。令可传于后世，必明为之法。令终而不灭，久而不绝……"

该段经文中的"通其经脉"就是针刺"躯体四肢神经"。"令可传于后世，必明为之法"即说肯定能传于后世，一定要立法保护。"令终而不灭、久而不绝"即说永远不会失传。该段经文不仅确定针刺"躯体四肢神经"能传于后世，而且肯定能世代传承，永远不会消灭。真是千古豪句，令人钦佩、崇敬！

以上选的中国古代针刺"会"（神、机、经）的论述，可能只是沧海一粟、冰山一角。尽管如此，足以证明中国古代医学家们针刺"会"（神、机、经）的成就。由此可见，中国医学家早在数千年前已经针刺"会"（神、机、经）治病了。可想而知，中国医学家多么聪慧！中国医学多么先进！针刺"会"（神、机、经）是核心技术、关键技术，一定要正确认识、认真传承。

三、气至为刺中"会"

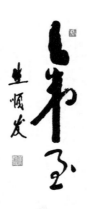

气至

中国医学家们早在数千年前即用微针刺"会"（神、机、经）治病。后来积累了丰富经验，其中"气至"（得气）已成证明刺中"会"（神、机、经）的依据，如"中气穴""必中气穴""气调而止""得气""气至"即是部分佐证。

《灵枢·终始》曰："……凡刺之属，三刺至谷气，邪僻妄合，阴阳易居，逆顺相反，沉浮异处，四时不得，稽留淫泆，须针而去。故一刺则阳邪出，再刺则阴邪出，三刺则谷气至，谷气至而止。所谓谷气至者，已补而实，已泻而虚，故以知谷气至也。"该段经文不仅把如何针刺能出现"谷气"写得具体生动，而且把"谷气至"的作用和意义描述得出神入化。

《素问·气穴论》曰："……肉之大会为谷，肉之小会为溪；肉分之间，溪谷之会，以行荣卫，以会大气。""溪谷三百六十五穴会……署名气穴所在……"，这些经文详细描述了溪谷之会。

之后，医学家们将"谷气至"统归为"气至"中，并在临床广泛应用。《灵枢·九针十二原》曰："刺之而气不至，无问其数；刺之而气至，乃去之，勿复针。"又说："刺之要，气至而有效。效之信，若风之吹云，明乎若见苍天，刺之道毕矣。"后世医学家们在临床实践中传承、弘扬。

为什么这样讲呢？因为"气至"现象是针刺中"会"（神、机、经）立刻出现的酸、麻、胀、痛、抽等异常感觉，以及医师持针的手感到针尖处有沉、涩、紧等感觉的总称，所以临床应以"气至"为刺中"会"（神、机、经）的依据。

四、迎、随可调整

迎、随可调整这个话题最难讲。迎、随二字是中医耳熟能详之词，说起来大家首先会想到补虚证、泻实证，根本没有听说过针刺"会"（神、机、经）还要靠迎、随调整。

针刺"会"（神、机、经）要迎、随调整，这是个古老而时尚的话题。因中国古代医学家们早在数千年前即应用迎、随的方法调整针刺"会"（神、机、经）的程度。针刺"会"（神、机、经）的最高境界是达到最佳适度，只有迎、随才是最好的调整方法。

1. 补、泻什么

要补、泻，首先要知道补什么、泻什么？不然，怎么补、泻，无从下手。《灵枢·终始》曰："故泻者迎之，补者随之，知迎知随，气可令和。"该段经文称迎随、补泻就是针刺时"气至"的程度，而不是补虚证、泻实证。"气可令和"中的

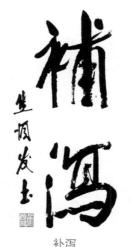

补泻

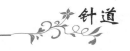

"气"特指"气至"时的气，而不是虚证和实证。

2. 何时补、泻

中国古代医学家们在针刺"会"（神、机、经、筋）时，不是在任何时候都补、泻，只有出现"气至"不当时才进行补、泻。《素问·针解》曰："补泻之时者，与气开阖相合也。"王冰注解说："气当时刻谓之开，已过未至谓之阖……"又云：《针经》曰：谨候其气之所在而刺之，是谓逢时，此所谓补泻之时也。"由此而知，中国医学家们只在针刺"会"（神、机、经）的程度不适当时才进行调整。

3. 何谓补、泻

何谓补、泻？中国医学家研究了几千年、用了几千年，达成的共识是，泻就说迎、补就说随。《灵枢·九针十二原》曰："……泻曰迎之……补曰随之……"据此证明"迎"就是"泻"，"随"就是"补"。

4. 迎、随如何补、泻

迎、随如何补、泻必须说清。古代医学家们对具体补、泻有明确的论述。《难经·七十八难》曰："……得气因推而内之，是谓补；动而伸之，是谓泻……"该段经文言简意赅，精彩绝伦，开头先是"得气"二字，将迎、随，补、泻完全界定在"得气"时。在此基础上，将针往进推（随）就是补，往外伸（迎）即是泻。这句话说清楚了得气后"推为补""伸为泻"，但没有说清为什么这样做。

《灵枢·九针十二原》曰："泻曰迎之，迎之意，必持内之，放而出之，排阳得针，邪气得泄……补曰随之，随之意若妄之，若行若按，如蚊虻止，如留如还，去如弦绝，令左属右，其气故止……"该段经文前半部分说"迎"，后半部分说"补"。"迎"的意思是先将针向内刺，如出现"气至"太强时，则将针向后"迎"，使"气至"减弱或消失。此即"迎"能泻的基本意思。"补"是在"气至"不足时进行，即非常缓慢进针，到"气至"明显即停止。这就是"随"能补的基本意思。

这段经文论述的就是迎随进行补泻的具体方法和技术，实为调控针刺"会"（神、机、经）程度的绝技。

上述解释是笔者对中国古代医学家们针刺"会"（神、机、经、筋）时进行迎随、补泻的认识，写到这里不禁觉得激动、感慨，更对古人崇拜、敬仰。

中国调整针刺"气至"程度的技术，就是调整针刺"会"（神、机、经、筋）程度的绝技，这是中国古代医学家们的伟大发现和发明，我们应该认真传承、大力弘扬。

以上描述的是中国医学家们针刺"会"（神、机、经、筋）的四个主要环节，也是关键技术，必须正确认识、大力弘扬。

针刺"会"（神、机、经、筋）时，只能轻刺，不能过度刺激，一旦损伤可引起瘫痪。《灵枢·邪气脏腑病形》中"中筋则筋缓"即是佐证。

针刺"会"（神、机、经、筋）时，即便是很有经验的医生，也很少能同时出现典型的酸、麻、胀、痛、抽等感觉，持针的手能感到在针尖处突然变得沉、涩、紧等特殊感受。正如《灵枢·九针十二原》所说："《大要》曰：徐而疾则实，疾而徐则虚。言实与虚，若有若无；查后与先，若存若亡；为虚与实，若得若失。"

针刺"会"（神、机、经、筋）的学问很深，每一个点位都有基本知识和临床实践经验，因此，对常用针刺点的针刺技术，一定要熟悉掌握，才能取得较好疗效。反之则不然。

针刺"会"（神、机、经、筋）必须在无菌条件下进行，每个针刺部位都要用75%的酒精棉球认真消毒。针必须用一次性无菌针灸针。起针时如有出血，应认真按压止血。

附：针刺神经（筋）歌

部位指按定，毫针刺神经。气至为刺中，迎随可调整。

（"针刺神经（筋）"是个古老而复杂的话题，很难用几句话说清。欲知详情，请看札记。）

第三节　札记

一、《灵枢》原文解析

《灵枢·九针十二原》倡导用微针刺经脉："欲以微针通其经脉……"

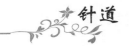

"微针刺经脉"，从字面上看很简单，但其对针刺治病有非常重要的意义。在很久以前，医家应用微针治病，并不知道刺的是经脉，只知道在穴位中将微针刺在某特定物上，即能获得明显疗效。后来，经过长期的临床实践和深入研究，积累了很多经验，"刺神""刺机""必中气穴""中气穴"，再结合对人体进行的解剖、针刺试验等，证明过去所记述的经验，即是微针刺经脉的经验，因而提出"微针通其经脉"。

微针刺经脉的出现，开创了微针刺经脉治病的先河，使针刺治病跨入了科学治病的新时代。此后，中国的微针刺经脉治病，本应沿着科学轨迹快速向前发展，但遗憾的是，因后人没有读懂《灵枢·九针十二原》，使微针刺经脉的技术一直尘封，这是中国微针刺经脉技术史上一大悲剧，令人揪心。

因此，笔者认为不仅要真正读懂原文，还要用现代语言正确表述其含义。只有这样，才能大力弘扬、不断传承。

（一）微针

"微针"是中国医学家在数千年前，通过针刺治病的临床实践逐步改进、完善而形成的。其出现的最早年代现无据可考。但据有关资料推测，早在 4000 年前，微针就已经被广泛应用，并积累了丰富经验。《灵枢·九针十二原》中《大要》曰：'徐而疾则实，疾而徐则虚'"，即是描述用微针刺经脉治病的佐证。后来，在临床实践中，医家对微针的质量、粗细、长度，不断进行改进。

《灵枢·九针十二原》特别倡导用微针刺经脉治病，这一举措使微针有了特殊用途和使命，从那时起微针就一直担当起刺经脉治病的重任。

（二）持针

持针是针刺经脉的一个重要环节，只有正确持针，才能刺中经脉。

《灵枢·九针十二原》曰："持针之道，坚者为宝。"经文之意是"紧握针"。笔者认为"坚者为宝"之意不是握得越紧越好，而是只要握住针能刺入体内和经脉，即为合适的度，过度用力大可不必。当然，要掌控好持握针的力量，目前很难用量化概念说清楚。只有通过针刺治病的临床实践，不断积累经验，才能掌握适度。

（三）刺入皮肤

将微针刺入皮肤，是针刺经脉的第一步，也是必由之路，所以，刺皮关一定要掌握好。其中有两个问题需要注意：首先是刺入点要准确，因其直接关系到刺中经脉的准确率；其次是要快速刺入皮肤，这样才能大大减轻患者的痛感。

（四）刺入方向

关于针刺入的方向，在《灵枢·九针十二原》中有以下两种描述。

1. 垂直刺入

垂直刺入指"正指直刺，无针左右"。

2. 正确刺入

出现"气至"的方向，则为正确刺入方向，反之则不然。《灵枢·九针十二原》说："往者为逆，来者为顺；明知逆顺，正行无问。"将针推进时，如能出现"气至"者，则为正确方向，简称"顺"；相反，如果"气至"消退，为不正确的方向，简称"逆"。只要知道了"逆""顺"之意，就大胆去刺，再不要问了。

临床实践中两种方法都能用到，应据气穴所在部位和针刺治病的特殊要求灵活掌握。总之，应以能出现"气至"为首选的针刺方向。

（五）针刺经脉

针刺经脉是核心技术，成败在此一举。所以，临床必须熟悉掌握，认真操作。为了便于理解，下面分三点进行描述。

1. 为什么要刺经脉

《灵枢·九针十二原》认为，刺经脉是针刺治病的关键。几千年来，中国针刺治病能取得较好疗效，就是因为刺中了经脉。

《灵枢·九针十二原》曰："粗守形，上守神；神乎神，客在门。"该段经文是说，医术拙劣的医生，只知道针刺穴位治病；而医术高明的医生，则知道在穴位中刺神治病。神非常神奇，就像贵客位于穴位之中。这里所讲的"神"，实指"经脉"。

该篇又说："粗守关，上守机；机之动，不离其空；空中之机，清静而微；其来不可逢，其往不可追。知机之道，不可挂以发；不知机道，叩之不发。知其往来，

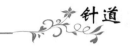

要与之期。粗之暗乎，妙哉！工独有之。"该段经文是说，医术拙劣的医生只知道针刺穴位治病，而医术高明的医生则知道在穴位中刺"机"治病。通过解剖和实验观察发现，"机"仅在其空间活动。从表面上看"机"很宁静，仅有轻微之动，其内部活动快速灵敏，传递出入信息，在此过程主观常常不易觉察。知道"机"的要害，就很容易刺中。不知道"机"的要害，则很难刺中。知道"机"的来龙去脉，就能达到预期目的。医术拙劣的医生什么也看不见，真奇妙！只有医术高明的医生才知道这一切。

2. 怎样才算刺中经脉

经脉位于人体的深部，用眼睛看不见，当然更看不到针是否刺中经脉。但是，中国古代医学家通过临床实践，早已总结出很多刺中经脉的经验和感悟。

（1）在穴位中将针推进时，如针尖处阻力突然变大，即可视其刺中经脉。反之，则不然。（这里要注意，关键是变大。）

《灵枢·九针十二原》曰："《大要》曰：'徐而疾则实，疾而徐则虚。'"该段经文是说，在穴位中将针微推进，针尖处阻力突然变大，为"实"，表示针已刺中经脉。反之，如果针推进较快，针尖处出现的阻力很小或完全没有阻力，即表示针尖仍在"虚"处，简称"虚"，证明没有刺中经脉。这种感觉很特别，必须是突然变成的阻力，而不是将针推进时遇到的阻力，后者往往是针尖刺在肌腱、骨骼等处。这种阻力古代医学家称"菀陈"，这时应将针往后退，改变方向再刺。《大要》是上古篇名，证明这一经验来源于上古时期。

（2）一旦出现"气至"（得气），证明已刺中经脉。

《灵枢·九针十二原》曰："刺之而气不至，无问其数；刺之而气至，乃去之，无复针。"经文之意是，在针刺的时候只要不出现"气至"，就不要问刺多少次，需一直刺。针刺时一旦出现"气至"，就将针取掉，不要再刺了。

该段经文的核心内容是针刺必须出现"气至"，"气至"出现即标志着刺中经脉。这种表述意义深远，即从针刺出现"气至"的经验，上升到针刺经脉的高度，难能可贵。

"气至"现象非常重要。因其出现不仅能代表刺中经脉，而且也预示能出现较好疗效。如《灵枢·九针十二原》曰："刺之要，气至而有效；效之信，若风之吹云，明乎若见苍天，刺之道毕矣。"

（六）针刺"经脉"要讲究适度

《灵枢·九针十二原》不仅要求刺中"经脉"，而且要求达到最佳适度。

"凡用针者，虚则实之，满则泄之，菀陈则除之，邪胜则虚之。"该段经文是说，凡用针刺者，在较虚时则让其实一些；如果太满了，就应往外泄；遇到菀陈（针尖刺到肌腱、骨骼等）则应排除；针刺时出现的抽、麻、痛太明显（古人称邪胜）则应让其变弱一些。经文表述了针刺时特殊的感受及具体的处理方法。这类感悟和处理方法，即是调整刺中经脉的程度，使其达到最佳适度的感悟和方法。"泻曰迎之，补曰随之"是描述调控"气至"强度的经典说法。

总之，《灵枢·九针十二原》要求刺中"经脉"必须注意适度。一般来说，在针刺"经脉"时，既要求出现较明显"气至"，又不能过强，以患者能忍受为最佳适度。临床要真正做到这一点，是非常不容易的事。只有在实践中不断体会，反复总结，才能越做越好。

综上所述，《灵枢·九针十二原》所描述和倡导的"微针刺经脉"技术，有非常重要的科学价值，对中国的"微针刺经脉"治病有重大贡献，必须正确认识，认真对待，大力弘扬。（后来笔者研究发现，人体的"经脉"实指"神经"，故将此内容作为本章札记。）

二、防止刺伤重要脏器及组织

针刺"躯肢神经"治疗病证，技术性很强，一时不慎，可能刺中重要脏器，引起不良后果。中国古代医学家们非常重视防止刺伤重要脏器，如《素问·脉要经终论》云："凡刺胸腹者，必避五脏。"

古人为了引起同仁的重视，在《素问》中还特别编写了"刺禁论"，现归纳如下。

（一）防止刺伤脑

《素问·刺禁论》云："刺头中脑户，入脑立死。"

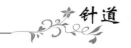

在头部针刺时，经过脑户，刺伤脑后，即立刻死亡。这里要说明，"中脑户"不仅是刺中"脑户穴"，而且包括脑的门（户者，门也）。成人颅顶密封，一般在颅顶刺不进脑。小儿（一岁半以前）颅缝还没有闭合以前，前囟、后囟、侧囟、矢状缝和冠状缝（脑积水时更明显）等部位，无颅骨仅有脑膜，针刺时如不慎可能沿囟门或颅缝刺进脑，使脑损伤。特别是在矢状线的囟门上或颅缝上针刺，更加危险，因矢状缝下有矢状窦，刺中后可能引起颅内出血，后果更严重。

除颅顶外，人脑的另一个重要"大门"是枕大孔。因此，在枕大孔附近的风府、哑门、风池等穴，针刺过深，可由颅底枕骨大孔入颅而损伤延髓或（和）导致蛛网膜下腔出血，损伤后常出现头痛、抽风、昏迷，严重时可能引起死亡。

为防止刺伤脑，医生必须熟悉头颅解剖结构，特别是小儿颅骨特点及枕骨大孔的重要性。一般来讲，在小儿囟门未闭合以前，应禁止在囟门处针刺。小儿患梗塞性脑积水，头颅增大时，不仅囟门扩大，而且颅缝分离明显。在脑积水患儿的头部针刺时，不仅要注意避开囟门，而且要防止在颅缝之间针刺。

初学者一时不了解头颅解剖的特点，又必须在头顶部针刺治疗时，如果直刺，深度不应超过1cm（使针仅限于头皮内）。另外，可采用斜刺的方法，能防止刺入颅内。

对于后枕部的哑门、风府、风池等穴，在针刺时要严禁深刺。一般来讲，成人不超过4cm，年幼、体弱者针刺的深度还应适当减少。

（二）防止刺伤脊髓

《素问·刺禁论》云："刺脊间中髓，为伛。"

古人已知在脊椎骨间隙针刺过深，可刺伤脊髓。脊髓损伤后为伛。"伛"有人解释为"驼背"，有人解释为"伛偻身蜷屈也"，笔者认为指下肢或四肢痉挛性瘫痪后，下肢、腰及背蜷曲之形状。

脊髓位于椎管内的第1颈椎至第1腰椎下缘，其间仅有韧带、脊膜等组织，如果在此范围的椎骨间（棘突间）针刺过深，针沿椎间隙进入椎管即可刺伤脊髓。

脊髓损伤的程度轻重差别很大，如用的针细，损伤范围小，可仅有肢体轻瘫或某些肌力减弱，这种损伤经过一段治疗和休息便可恢复正常。如果用的针比较粗或在针刺时反复提插，脊髓损伤范围大、程度重，可引起下肢或四肢屈曲性痉挛性瘫痪，后果非常严重。

为了防止刺伤脊髓，脊髓表面的气穴严禁深刺。成人一般不超过4cm的深度，幼儿及瘦弱的患者，要根据情况减少针刺的深度。

（三）防止刺伤内耳

《素问·刺禁论》云：“刺客主人内陷中脉，为内漏为聋。”

“客主人”即“上关穴”，在上关穴（耳前）深刺，损伤内耳（耳蜗神经）者，可致耳聋。临床实践中发现，针刺上关穴过深时，还可损伤内耳的前庭功能，出现眩晕、步态不稳等。

为了防止刺伤“内耳”，耳前的听宫、听会、上关等穴位严禁深刺。成人一般针刺的深度不应超过2.5cm，幼儿及瘦弱患者应根据情况减少针刺的深度。

（四）防止刺伤眼

《素问·刺禁论》云：“刺眶上陷骨中脉，为漏为盲。”又说：“刺面中溜脉，不幸为盲。”

在眶下缘或眶上缘针刺过深，损伤了眶内的眼动脉或视神经后，可致失明。

为了防止刺伤眼动脉或眶内重要组织，眼周的穴位应严防深刺。成人针刺的深度一般不超过2cm，而且针刺方向要正确。幼儿或瘦弱患者，针刺的深度还应适当减少。

（五）防止刺伤肺

《素问·刺禁论》云：“刺中肺，三日死，其动为咳……刺缺盆中内陷，气泄，令人喘咳逆。刺膺中陷中肺，为喘逆仰息。刺腋下胁间内陷，令人咳。”

古人已知在胸胁部及颈前下部（正中）针刺过深，陷入胸腔内可误伤胸膜和肺，出现咳嗽、气喘等，严重时导致呼吸困难。

经文中描写的体征和症状是外伤性气胸，空气漏入胸腔而产生的结果。发生气胸的原因虽然是多方面的，但主要因素是针刺过深损伤胸膜、肺。体格检查时患侧胸部叩诊有过度反响。肺泡呼吸音减弱或者消失。X线胸透检查不但可以确诊，且能发现漏气多少以及肺组织受压情况。

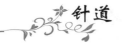

为防止刺伤肺发生气胸，胸、背以及锁骨上窝的任何穴位应严格控制针刺的深度。成人一般不宜超过 2.5cm，小儿和瘦弱的患者应更浅一些。

（六）防止刺伤心

《素问·刺禁论》云："刺中心，一日死。"《素问·诊要经终论》云："凡刺胸腹者，必避五脏。中心者环死。"

可见，心是可以被刺伤的，而且后果非常严重的，常在当日死亡。心脏在胸腔中部略偏左，位于两肺之间，前面是胸骨和肋软骨，后面是食管和脊柱。心尖朝向左前下方，对着左前胸第 5 肋间隙。

为了防止刺伤"心"，心脏对应体表部位的穴位上严禁深刺。成人一般不超过 2.5cm，幼儿或瘦弱的患者要根据情况减少针刺的深度。

（七）防止刺伤肝、胆

《素问·刺禁论》云："刺中肝，五日死……刺中胆，一日半死。"

肝和胆是可被刺伤的，而且后果是严重的，常在数日内死亡。实际上，古人总结出刺伤器官几日内死，是在当时历史条件、科学技术较落后状态时的看法。随着科学技术的发展，这些疾病的预后已经大为改观。肝胆被刺伤程度可有不同，轻者仅有右上腹部疼痛，腹肌紧张、腹部压痛等，有些患者仅卧床休息（注意观察）即可自愈，较重者可对症处理；个别严重病例要采用手术方法方能治愈，死亡率较古代已大为降低。

肝的上界与膈同高，约平齐右侧第 5 肋间。成人肝下缘不超出右侧肋弓，在上腹部突出剑突下约 3cm。胆囊在肝下面的胆囊窝内，上面借疏松结缔组织与肝相贴，下面游离。

为了防止误刺伤肝、胆，肝、胆范围体表面的穴位（期门、日月）等严禁深刺。成人一般不超过 2.5cm，幼儿及瘦弱患者根据情况减少针刺的深度。

（八）防止刺伤肾

《素问·刺禁论》云："刺中肾，六日死。"《素问·诊要经终论》云："中肾者，七日死。"

现代实践证明，刺伤肾，除肾区有疼痛及叩击痛外，还常有血尿等症状，轻者卧床休息（注意观察）即可自愈，重者需对症处理。

肾形似腰果，位于腰部脊柱两侧、腹膜的后方，平第 11 胸椎至第 3 腰椎。右肾上方因有肝脏，位置略低。

为了防止刺伤肾，肾脏相对应体表部位的穴位（京门等）严禁深刺。成人一般不超过 3cm，幼儿及瘦弱患者根据情况减少针刺的深度。

（九）防止刺伤膀胱

《素问·刺禁论》云："刺少腹中膀胱溺出，令人少腹满。"

在下腹针刺，误伤膀胱时，尿进入腹腔，因此导致下腹胀满。

膀胱为锥体形囊状器官。成人膀胱完全降入骨盆内，小儿可高出盆骨，但当膀胱充满时，顶部上升，可与腹前壁紧贴。

为了防止刺伤膀胱，膀胱相对应体表部位的穴位（中极穴等）严禁深刺。成人一般不超过 3cm，幼儿及瘦弱患者根据情况减少针刺的深度。

（十）防止刺伤胃、肠

胃、肠在腹部占据了很大的位置。在腹部的穴位针刺时，若针刺过深，可使针穿透腹膜而刺伤胃、肠。误伤后可有腹痛等腹膜刺激症状。损伤较轻者仅卧床休息（注意观察）即可自愈，重者需对症处理。

（十一）防止刺伤动脉

《素问·刺禁论》云："刺臂太阴脉，出血多立死""刺手鱼腹内陷，为肿""刺郄中（委中穴）大脉，令人仆脱色""刺阴股中大脉，血出不止死""刺气街中脉，血不出（不外出），为肿鼠仆""刺跗上中大脉，血出不止死""刺足下布络中脉，血不出（不外出）为肿"。

针刺伤动脉，特别是大动脉，可引起出血、面色苍白，突然昏倒等现象。古代技术条件差，患者常因出血不止而死亡。

现在虽然科学技术发展，刺伤动脉后能得到适当处理，仍应防止刺伤动脉，特别是大动脉。如果不慎刺伤动脉，起针时即有鲜血溢出，应当用手紧紧按压处理。

（十二）防止刺伤关节腔

《素问·刺禁论》云："刺肘中内陷，气归之，为不屈伸。""刺膝髌出液，为

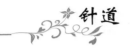

跛。""刺关节中液出，不得屈伸。"

在肘、膝关节和其他关节部位进行针刺，由于针刺过深，损伤了关节腔，使关节液流出。另外，也可能在针刺时无消毒条件或消毒不严格，使关节腔感染，致使关节功能障碍，不能伸屈或跛行。

为了防止刺伤关节腔，关节周围的穴位严禁深刺，根据关节的大小、肌肉丰满程度，针刺的深度要灵活掌握。

综上可知，重要脏器被刺伤后可引起严重后果，临床操作时必须注意。重要脏器损伤，常是医生解剖知识差、针刺技术不熟练或不精心造成的。为此，要防止刺伤重要脏器，医生必须熟悉人体解剖、熟练掌握针刺技术，对患者高度负责。万一发生事故，医生应该认真对待，立刻采取有效措施处理。

附言：

1.《素问·刺禁论》论述了严防误刺伤重要脏腑及脏器，但是，从另一个角度看，则反证了中国古代针灸学家发现和描述的脏器和脏腑，实指人体的头颅五官及内脏。经文中不仅明确了脏器和脏腑的具体部位，而且指出在其相对应体表及附近部位，针刺过深可被刺中，刺中后可出现功能障碍，损害严重甚至死亡。

2.中国的针刺治病博大精深，可以说形成了一种特殊文化，因此，应在多方面研究和继承。仅在基础理论方面，目前已有很多重大发现和丰硕成果。要研究中医的脏腑理论，就应该从中国针灸学中描述的脏器和脏腑入手，只有这样，才能有突破和进一步发展。

以上描记的针刺技术，是古代针灸家通过针刺治病的临床实践，共同积累的主要经验、核心内容，笔者仅是归纳、升华而已。但是，这种描述意义重大，价值非凡。因其不仅传承了中国针灸学中最有效的核心技术，而且验证了古代针灸学家"欲以微针通其经脉，调其血气，营其逆顺出入之会，令可传于后世"的伟大预言。

三、从经文谈针刺直接补虚证、泻实证

《灵枢·九针十二原》曰："欲以微针通其经脉，调其血气，营其逆顺出入之会，令可传于后世。"这段经文除具体描记用毫针刺"躯肢神经"治病外，还特别预言

"令可传于后世"。它不仅是全书的灵魂，也是针刺技术的总纲。

根据以上论述之内容，笔者认真分析了目前常用的针刺直接补虚证、泻实证的具体技术，发现经文要求刺中躯肢神经治疗疾病，与目前在穴位中运用提插、捻转等方法直接补虚泻实证完全不同。要继承、研究和应用针刺"躯肢神经"，调整血气，营神经，治疗病证，就必须紧紧抓住用毫针刺"躯肢神经，调整血气"的核心技术，一旦离开这个主要环节，就会使针刺技术失去正确方向，误入歧途。

四、"实践"造就"神化"

古代科学极端落后，人类还过着最原始的简朴生活，对自身的认识更是茫然，就在这样的历史背景下，智慧、勇敢的中华民族，为了战胜病魔，保护健康，繁衍昌盛，紧紧地抓住"实践"这条通往真理之路，认真探索了针刺躯肢特定部位治疗病症的方法。

首先，古代医家遇到的问题就是针刺部位，从无到有，从少到多，从局部到全身，从劣到优，都是通过针刺的"实践"完成的。到《黄帝内经》成书年代，全身被锁定的针刺部位多达 300 个。

在探索针刺部位的过程中，医家们也同时探索着某部位治疗某病证的规律，而且研究了特定部位如何针刺才能使疗效更好。早期有针灸家提出"中气穴""得气穴为定""气调而止"等论述，后来在针刺的实践中发现"气至"（得气）即等于"中气穴""得气穴""气调"……从此要求在针刺时必须出现"气至"（得气）。

医家的探索是无穷的。他们在"实践"的漫长岁月里，始终坚持"现象直观、据实论谈、推理判断、开拓发展"的原则。在整个过程中，对现象真实描记。但是在不了解本质的情况下，可有不同说法，对有的论述也可出现不同的解释。如从肺经起到肝经止的"经脉循行"，用针刺直接补虚证、泻实证的方法，就是其中一部分。

从上古到现在，针灸界名人辈出，不胜枚举。患者对针灸家的感激之情和救命之恩无法用语言表达，就出现了用"神医""神针""神手"等进行赞誉的词语。患者表扬的是医生，将医生抬举得至高无上，而这些名医的针术也的确不凡。但严格

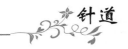

来讲，他们运用的针术虽然有个人的创新，但主要是继承了前人的正确实践经验。从这个角度讲，他们不过是再实践者而已。因此也可以说，针刺治病的临床实践造就了中国针灸学的"神化"。这种"神化"就是"科学化"。

五、"中气穴"即可治愈病证

《灵枢·邪气脏腑病形》在论述六腑病证及选合穴时说："刺此者，必中气穴，无中肉节。"此段论述即证明，将针刺中气穴（出现得气），就能治愈六腑病证。

六、浅析"中气穴，则针游于巷，中肉节，则皮肤痛"

《灵枢·邪气脏腑病形》曰："刺此者，必中气穴，无中肉节；中气穴，则针游于巷；中肉节，则皮肤痛。"

"刺此者，必中气穴"，指用针刺治疗这类病症时，必须刺中气穴。"中气穴，则针游于巷"，是说一旦刺中气穴，即出现酸、麻、胀、痛等感觉往远处扩散。"中肉节，则皮肤痛"，是说在穴位刺中肉节时，仅在表浅的皮肤出现痛感。

上述"中气穴"实指在穴位刺中经脉，强调一旦刺中经脉时即出现酸、麻、胀、痛等感觉向远处扩散。

西医学知识证明，用针等机械刺激人体的周围神经，可立刻出现酸、麻、胀、痛等反应，与经文中描述的"针游于巷"之现象一致。

笔者据此认为，"必中气穴"要求在穴位中刺中神经。"中气穴则针游于巷"真实描记了在穴位刺中神经时出现酸、麻、胀、痛等感觉往远处传的具体而生动的表现。上述论点在临床中有实际应用价值，对研究针刺治病原理有重要意义。

七、读"用针之类，在于调气"之感

《灵枢·刺节真邪》曰："用针之类，在于调气。"

经文说选针的种类是为了"调气"。这里的"调气"指在穴位针刺获"得气"。因为只有"得气"，才能达到"调气"之目的。

针刺治病的临床实践和试验研究证明，"得气"是刺中经脉（周围神经）的佐

190

证。笔者据此认为"用针之类,在于调气"之论点,是用针在穴位刺中经脉(周围神经)治疗病症的方法。

八、读"凡刺之道,气调而止"之感

《灵枢·终始》曰:"凡刺之道,气调而止。"

所有的针刺之道理(技术),达到"气调"即停止。"调气"指在穴位针刺出现"得气"。因为只有出现"得气"才能达到"气调"之目的。笔者认为,"气调而止"指用针在穴位刺中经脉(周围神经),出现"得气"达到治病目的。

九、读"补泻之时,与气开阖相合也"之感

《素问·针解》曰:"补泻之时,与气开阖相合也。"读这句经文,首先要弄清开阖的本意。张介宾注:"气至时谓之开,已过未至谓之阖。"依据张氏注,这句经文之意应是用针在穴位针刺"得气"时,即是补泻之时。意思是调整气至的程度,而不是用针在穴位中做不同的动作,直接补虚证、泻实证。

十、从"徐入徐出,谓之导气"看"补、泻"技术

《灵枢·五乱》曰:"徐入徐出,谓之导气。"

"徐入徐出"指用针在穴位缓慢刺入和退出。"谓之导气"指用针缓慢刺入和退出引起的"得气"改变。由此而知,"徐入徐出"是在"得气"基础上进行的。若不"得气",用针在穴位中缓慢刺入和退出都不会引起"导气"。

"得气"后,将针缓慢往里推,即可使"得气"增加(强),微往后退可使"得气"减弱。这种使"得气"能增强和减弱的方法称"导气"。

由于"徐入徐出"的针刺技术,既能使"得气"增补,也可使"得气"减弱,所以在临床上还有人称"平补平泻"手法。

从"得气"后行"徐入徐出"的针刺技术可使"得气"增减,到称"平补平泻"手法,可知针刺技术的"补""泻"手法,是指对"得气"补充和泻出的具体技术,而不是用针在穴位中直接补虚证和泻实证的具体方法。

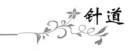

十一、浅析"攻病者，知酸、知麻、知痛或似麻、似痛之不可忍者即止"之论述

《针灸内篇》曰："攻病者，知酸、知麻、知痛或似麻、似痛之不可忍者即止。"

"攻病者"指能治病而言。"知酸、知麻、知痛或似麻、似痛"指在针刺穴位时，病人感到酸、麻、痛，或类似酸、麻、痛之感觉。"不可忍者即止"指上述感觉程度严重，不能忍受时即停止。总的来说，这段经文描记的是在针刺穴位治病时，如果病人出现明显的酸、麻、痛等感觉，即可治疗病症，应将针停止。

针刺临床实践和试验证明，当人体的周围神经受到针刺等特殊刺激时，即可出现酸、麻、痛等异常感觉。由此而知，《针灸内篇》描述的针刺出现酸、麻、痛等感觉，即是在穴位中刺中周围神经可治疗病症的证据。

该论述非常有价值，因其不仅揭示了刺中周围神经能出现酸、麻、痛等感觉的特殊现象，而且为针刺周围神经能治疗病症提供了重要的客观依据。

十二、读"针下沉重紧满者，为气已至；如针下轻浮虚活者，气犹未至"感悟

《医学入门》在描述和解释"气至"时说："如针下沉、重、紧、满者，为气已至；如针下轻、浮、虚、活者，气犹未至。"

这里所讲的"针下"，是医生持针在穴位针刺时的"针下"。"沉、重、紧、满者，为气已至"，医生通过持针的手感觉到针尖处（针下）有沉、重、紧、满时，"为气已至"。根据临床实践证明，这种沉、重、紧、满之感在针刺向里推进时出现最有意义。"轻、浮、虚、活者，气犹未至"是说在将针向里推进的过程中，如持针之手感觉到针下"轻、浮、虚、活"即证明气未至。这种发现和描记实际是在穴位中针刺"得气"时出现的一种特殊反应。在针下出现"沉、重、紧、满"时为什么气至？在气至的时候为什么在针下出现沉、重、紧、满？作者没有说清楚，可能也说不太清楚。但是《医学入门》的作者描述了在针刺时的真实感受也是非常有意义的，通过该特殊感受，可以分析其真正原因。

针刺治病的经验和实验证明，针刺周围神经，使其突然兴奋，周围神经支配的肌肉收缩，这些收缩的肌肉紧紧缠绕针尖处，所以针尖处有沉、重、紧、满之感觉。反之则没有此状，在没有刺中周围神经时无明显肌肉收缩，针下即感轻、浮、虚、活。

由此而知，该发现及论述证明在穴位针刺治病，只有刺中周围神经后才能达到治病的目的。

十三、浅析"轻、滑、慢而未来，沉、涩、紧而已至"

《标幽赋》曰："轻、滑、慢而未来，沉、涩、紧而已至。"

"轻、滑、慢而未来"即指在针刺穴位时，如果持针的手感到针尖处轻、滑、慢，就是气还没有到来。"沉、涩、紧而已至"是指在穴位针刺时，如果持针的手感到针尖处突然由"轻、滑、慢"变成"沉、涩、紧"，就是经气已至（气至）。

《标幽赋》的作者在当时并不知道针下刺中的是什么，也说不清为什么会出现这样的感觉。但是，他能原原本本地将针刺时出现"气至"和不出现"气至"的真实感受详细描写出来，当然是非常可贵的。

针刺治病的经验和实验证明，针刺周围神经，使其突然兴奋，周围神经支配的肌肉产生明显的收缩，作用于针尖处，使阻力增加。这时持针的手感到"沉、涩、紧"。由此而知，这些现象的发现和描记不仅给针刺时出现"气至"提供了客观指标，而且为穴位中针刺周围神经治疗病症提供了重要依据。

十四、读"凡刺浅深，惊针则止"之感

《针灸大成》曰："凡刺浅深，惊针则止。"

从字面理解，"凡刺浅深"即是用针在穴位中不管刺得浅深。"惊针则止"即是在穴位针刺时，如果突然针出现"惊动"（医者的手感到针突然惊动）即停止。其实这句话的深层含义是用针在穴位中针刺，不管深浅，只要刺中经脉（周围神经）即停止。这是周围神经被针等机械刺激时，立刻兴奋，其支配的肌肉突然收缩，直接作用于针尖处，使针尖突然抖动。

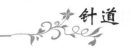

《针灸大成》的作者并不知道针下刺中的是什么物质，也说不清为什么会产生"惊动"，只能将持针手的特殊体验详细描记下来。作者的这一发现和描记非常有价值，不仅揭示了刺中周围神经时出现的特殊现象（反应），而且证明了针刺穴位就是刺的周围神经。

十五、浅析"鱼吞钩饵之浮沉"

《标幽赋》曰："气之至也，若鱼吞钩饵之浮沉；气未至也，似闲处幽堂之深邃。"

"气之至也，若鱼吞钓饵之浮沉"指在穴位针刺，如果气已至，持针的手即有鱼吞饵往下沉的感觉。"气未至也，似闲处幽堂之深邃"是说在穴位针刺，如果气未至，持针的手感到如在幽静娴房间静坐一样轻松闲雅，没有特殊干扰——感觉。

书中描述的现象，是用针在穴位刺中周围神经的一种特殊反应。针虽然刺入肌肉间，但是如果没有刺中周围神经，针在肌肉间（中）仍很宽松，因此在进针时会感到松、空、阻力较小，"似闲处幽堂之深邃"。如果刺中了周围神经，其支配的肌肉收缩，这时在针尖处突然遇到（出现）明显阻力，针周围似有物质挤压，而且有一定重量，在针尖处有往下沉之感觉，即"若鱼吞钩饵之浮沉"。

十六、何谓"气至"，为何"气至"

"气至"也称"得气"，在经文中常见。在特定部位针刺可诱发"气至"。出现"气至"后，常能获得较好疗效，反之，则不然。临床实践中发现，"气至"只有在特定部位，针刺中某个点（物）时才出现，而且有大、小、强、弱之分，快、慢之别。

对"气至"的具体表现，历代医籍中均有描述。《标幽赋》曰："轻、滑、慢而未来，沉、涩、紧而已至。""气之至也，如鱼吞钓饵之浮沉，气未至也，如闲处幽堂之深邃。"《针灸大成》曰："如针下沉、重、紧、满者，为气已至；如针下轻、滑、虚、活者，气犹未至；如插豆腐者，莫能进之，必使之候；如神气既至，针自紧涩，可以依法察虚实，而施之。"另曰："凡刺浅深，惊针则止。"《针灸问对》曰："待气至针动……"《针灸内篇》曰："凡针入穴，宜渐次从容而进，攻病者知酸、知麻、知痛，或似麻、似痛之不可忍者即止。"

从上述描记可知，"气至"现象主要包括：针刺时感到的酸、麻、痛、触电等异常感觉、异常抽动，针灸家在针刺时持针的手感到针突然变沉、涩、重、紧、满、动等。

现代针灸学中除承用上述描记外，还增加了触电感和抽（跳）动（肌肉、局部相关肢节）。

人体的周围神经被刺激后出现的异常现象，与古人针刺穴位时诱发出的"气至"现象，具有高度一致性。说明针刺诱发出的"气至"现象，就是在躯体的特定部位，针刺周围神经诱发出的异常感觉和抽动。中国针灸家在上古前开始的针刺穴位治病，就是在躯体的特定部位针刺周围神经治病。

十七、浅析"针以得气，密意守气，勿失也"

《灵枢·小针解》曰："针以得气，密意守气，勿失也。"

该段经文论述的核心内容是在穴位针刺治病，只有出现"得气"才能有较好疗效。因此对"得气"十分珍惜，在针刺时一旦出现一定要认真守住。

十八、论"守气"法

中国古代针灸家已确认，在针刺治病时，"气至"是取得疗效的关键，并深知其来之不易。因此，在针刺穴位时，一旦出现"气至"，就应慎守勿失。

1. 经文描述

经文中论述"守气"者较多。如《素问·针解》曰："如临深渊者，不敢堕也。"又说："手如握虎者，欲其壮也。"这是"气至"后进行"守气"的具体论述之一，医生应该紧握针柄，不动针位。

2. 当代论述

"守气"思想流传至今，在现代针灸医籍中也有很多论述，现举杨兆民《刺法灸法学》中论述的两种"守气"法。

（1）推弩法：用针尖顶住有感应的部位，推弩针柄，或用拇指向前或向后捻住

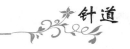

针柄，不使针尖脱离经气感应处，稍待 1～3 秒，令感应时间延长。

（2）搬垫法：在针下"得气"后，患者有舒适感觉时，医生刺手将针柄搬向一方，用手指垫在针体与被针穴位之间，顶住有感觉的部位。如用拇指搬针，即用食指垫针。反之，用食指搬针，即用拇指垫针，以加大经气感应。

3. 讨论

中国针灸界在古代即出现"守气"思想，这是非常可贵的，反映了当时针灸医家对"气至"来之不易和渴望"气至"延长的真实思想。经文中描述的"如临深渊者，不敢堕也""手如握虎者，欲其壮也"等佳句，均形容在"气至"后，手紧握针柄保持针位不变的愿望。这一思想一直延续至今。目前在"守气"时，具体手法有些变动，如推弩法和搬垫法中，除保留了手紧握针柄外，针体不是绝对固定，而是略向前（垂直）移位并有转动。

由上述资料可知，古代的"守气"法是手紧握针柄，保持针位。这种方法只能保持针位不变，在此过程中不会出现再"气至"，只能是守住"气至"时针尖的位置。需要再次"气至"，可采用"行气"或"催气"手法。如果这样理解是对的，那么最好的"守气"法是在出现"气至"时立刻松手，使手指完全离开针柄，这样会更好地保持针位不变，守住"气至"时的针位。毕竟手离开针柄，表面上看没有守，但实际上减少了手紧握针柄时的相对不固定因素。《刺法灸法学》中描述的推弩法、搬垫法，增加了微推和捻转之动作，在临床上还能起到"催气"作用，为此将其归于"催气"或"行气"手法，更合理。

十九、浅析"飞经走气"法

明代针灸家徐凤在针刺治病的实践中，总结出能"飞经走气"的"青龙摆尾""白虎摇头""苍龟探穴""赤凤迎源"四法。

（一）"飞经走气"四法概述

1. 青龙摆尾

该法是将针刺入穴位"得气"后，再将针柄缓缓摆动，似手扶船舵左右摇摆向前行一样。《金针赋》曰："青龙摆尾，如扶船舵，不进不退，一左一右，慢慢拨动。"该法之举是在穴位刺中经脉后，再摇摆针尾，使针尖多次刺激经脉，使"得气"增强或再次"得气"之法。

2. 白虎摇头

该法即是将针刺入穴位"得气"后，手捏针柄，左右摇摆，与提插同时进行的促经气运行法。《金针赋》曰："白虎摇头，似手摇铃，退方进圆，兼之左右，摇而振之。"该法即是在穴位刺中经脉后，手持针柄，反复摇动和提插，使穴位中被刺中之经脉多次受到刺激，使"得气"增强和（或）再次"得气"之法。

3. 苍龟探穴

该法即是将针刺入穴位后，前后左右更换方向和深度，多次透刺，使"得气"增强或再次"得气"。《金针赋》曰："苍龟探穴，如入土之象，一退三进，钻剔四方。"该法是在穴位中运用捻转提插之方法，进行全方位、多层次的大搜寻，一旦刺中经脉，立刻出现"得气"。

4. 赤凤迎源

该法是将针先刺如穴位的最深处，然后提至浅层，改变方位，行特殊捻转提插，以使"得气"。《金针赋》曰："赤凤迎源，展翅之意，入针至地，提针至天，候针自摇，复进其元（指中部），上下左右，四周飞旋。"此法是在穴位的不同部位和深度，运用摇、捻、提、插的多种动作，搜寻经脉，一旦刺中，就会使"得气"增强或再次"得气"。

（二）讨论

1. 该类针刺技术确实能"得气"或使"得气"增强，并能提高临床疗效。

2. 该类针术是通过改变方向和深度，运用提插、捻转、摇动等多种刺激，多次重复作用于经脉，出现"得气"或使"得气"增强。这类针刺术的出现非常有意义，不仅能提高临床疗效，而且进一步证明针刺经脉治病的论点。

3. 该类针术在当时虽然有积极的作用，但是目前看来，似属盲目搜寻之举，不仅时效性差，而且损伤性较大。为此，目前应继承在穴位中反复刺中经脉，能使"得气"增强，提高疗效的科学性和先进性，但也应增加准确性，提高时效性，减少损伤性，在此基础上应总结和运用替代该类手法的新一代手法。

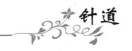

二十、浅析"推弩法、逼针法"

（一）概述

1. 推弩法

该法是将针尖顶在有感应的部位，用手指捏住针柄微向前推弩，不使针尖脱离"得气"处，以促使"得气"时间延长。

2. 逼针法

该法是指得气后程度不强，扩散范围小，可将针尖往下压，使"得气"增强，传得更远。

（二）讨论

1. "推弩法"和"逼针法"二者虽然名称不同，但属一类针术。其特点均是在针刺穴位"得气"后施术。其核心是将针尖紧靠"得气"处，使"得气"增强或传得更远。

2. 该类针术是在穴位刺中经脉后施术的。因"得气"即是刺中经脉之佐证。将针顶住感应部位或是"得气"处，即指针尖刺中经脉处，针尖在被刺中的经脉中，再微推（压），即针尖再刺经脉，使"得气"延长或扩大。

3. 该类针术目前在临床中有应用价值，不仅能提高临床疗效，而且可进一步证明针刺经脉治病的论点。

二十一、浅析"添气法"和"抽气法"

（一）概述

《针灸问对》曰："欲补之时……按以添气。添，助其气也。""欲泻之时以手捻（捏）针，慢慢升提豆许，无得转动，其法提则气往，故曰提以抽气。"

《针灸大成》曰："提气法……凡用针之时，先从阴数，以觉气至，微捻轻提其针，使针下经脉气聚，可治冷痹之症。"

"欲补之时"意思是想要补的时候。"按以添气。添，助其气也"指在针刺穴位"得气"后，再用手指捏住针柄往下按（轻），可以添气，添是帮助气至。"欲泻之时"意思是想要泻的时候。"以手捻（捏）针，慢慢升提豆许，不得转动"是说手捏针柄慢慢升提豆许，不转动。"其法提则气往"是说运用该提法后，原"得气"可以消失。

（二）讨论

首先肯定添气和抽气之手法，是在针刺穴位"得气"后施行的。"欲补之时"和"欲泻之时"，不是指人体的虚证需要补、实证需要泻，而是指将针刺入穴位"得气"后，根据"得气"的强度（大小）来决定补或泻。如针刺入穴位后，虽然已"得气"，但是比较弱（小），不满意，需要使"得气"增强，称为补（气）。相反，在"得气"后，患者感觉强烈而不能忍受，需要将"得气"减弱，称为泻。手持针柄，微往进按（推）即可使"得气"的程度增强，这也就使"得气"补充了，简称"补"；手持针柄，微往起提，有时带微旋，即可使"得气"的程度减轻或完全消失，这也就是将"得气"泻了，简称"泻"。

该类手法并非现代所创，古代医籍中早有记载。如《灵枢·官能》曰："泻必用圆……伸而迎之；补必用方……微旋而徐推之。"《难经·七十八难》曰："得气因推而内之是谓补，动而伸之是谓泻。"可见，"添气法"和"抽气法"是在继承上述经文的基础上，略加改动而已。"添气法"和"抽气法"对"得气"的调控都很有效，目前尚有应用价值。

二十二、解读《难经·七十八难》

《难经》成书已两千多年，历代针灸家都很重视，其中的《七十八难》一直与针灸家对话，当代应用的"提插补泻法"引用最多。

（一）原文

《难经·七十八难》曰："针有补泻，何谓也？然：补泻之法，非必呼吸出内针也。知为针者信其左，不知为针者信其右。当刺之时，先以左手厌按所针荥俞之处，弹而努之，爪而下之，其气之来，如动脉之状，顺针而刺之。得气因推而内之，是谓补；动而伸之，是谓泻。不得气，乃与男外女内；不得气，是为十死不治也。"

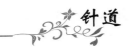

（二）直意

"针有补泻，何谓也"意思是用针进行补泻是怎么回事？如何操作？"然，补泻之法，非必呼吸出内针也"是说用针进行补泻操作时，不要求在呼吸时出或内针，因为其不能起补泻作用。"知为针者信其左，不知为针者信其右"指知道用针补泻者，充分发挥和依靠左手的作用；不知道用针补泻者，仅相信针刺的右手。"当刺之时，先以左手厌按所针荥俞之处，弹而努之，爪而下之，其气之来，如动脉之状，顺针而刺之"是说当用针刺穴位时，先用左手指分别按、弹、切穴位，一旦有气来，手下有似动脉状物，顺便将针刺在其上。"得气因推而内之是谓补，动而伸之是谓泻"是说将针刺入穴位"得气"时，再将针微往进推为补；如果在"得气"时，再将针微向后退，为泻。"不得气，乃与男外女内；不得气，是为十死不治也"是说在不"得气"时，将针提至浅层，改变方向再刺（男外女内），直至"得气"。如果改变方向，反复针刺仍不能"得气"者，则该病症已无法用针刺治疗。

（三）解读

《难经·七十八难》内容重要，含义深刻。对用针进行补泻的认识、研究和应用，不仅较系统地总结了过去，而且对现在和今后均有重要的实际意义。

"针有补、泻，何谓也？"涵盖面很广，包括针刺穴位"气至"即对"气至"的补、泻之方法和呼吸补泻及其他有关用针直接补虚证和泻实证的具体方法。这个问题的提出，对应用和认识补、泻方法大有益处。

"然，补、泻之法，非必呼吸出内针也。"肯定了在补泻时，不要求呼吸与出入针的关系，因呼吸对针刺补、泻根本不起作用。这实际是否定了《素问·离合真邪论》"吸则转针……呼尽乃去……故命曰泻，呼尽内针……候吸引针……故命曰补"之论述。然后，又特别强调在补泻之时应相信左手，利用左手按、弹、切穴位，待"得气"出现，这时手下有似动脉状物，顺便将针刺在其上。这段论述将找穴位、刺经脉、出现"得气"，当成补泻的前提和必要条件。

"得气，因推而内之是谓补，动而伸之是谓泻。"这是论述在"得气"后，根据"得气"的程度进行调整"得气"的方法。如"得气"程度差，不满意，将针微往进推，即可使"得气"增强，称为补。如果"得气"程度较强，患者难以忍受，将针微往后退（伸），即可使"得气"减弱，称为泻。以上论述的具体补泻方法，是在"得气"后根据实际情况进行增补或减弱的方法。这种方法也是针刺唯一的补泻方法，其余的补泻方法均不再提。

"不得气，乃与男外女内；不得气，是为（谓）十死不治也。"经文首先明确，针刺必须"得气"，只有"得气"才有疗效，不"得气"就没有疗效。所以特提出"不得气"，将针提至浅层，改变方向再刺，直至"得气"。如果反复改变方向进行提插仍不能"得气"，即说明该病不能用针刺治愈。这段论述还证明，古代医学家通过"得气"的实况，可判断疾病程度。

（四）讨论

《难经·七十八难》首先提出什么是针刺补泻，然后具体描述了用针补泻的理念和方法。这一论述高度概括了从上古时期到《难经》年代，用针补、泻的混乱局面和繁多的错误做法。

《难经·七十八难》的作者认为，要阐明用针刺补泻的确切含义和具体内容，必须首先弄清楚在穴位针刺何种物质、如何达到治病目的、如何补泻、具体补泻什么。在这样的动意下，特别强调用左手在穴位处进行按、弹、切时，如发现经脉（被刺激）就有"气来"的特殊反应，这时在手下可有似动脉状物存在，顺便将针刺在其上。这段论述是针灸临床家的真实体验，写得非常真实而生动。通过上述描记可知，特将针刺中经脉出现"得气"作为补、泻的前提。这种认识和感受传递出的重要信息是，几千年来中国的针刺治病一直是在穴位针刺经脉治病，而且已积累了丰富的经验。

"得气因推而内之是谓补，动而伸之是谓泻"。这是针刺补泻的真实含义和核心内容。首先明确，在"得气"的基础上才进行补、泻。这里为什么不用插而用推呢？因后者不仅速度慢而且移动幅度小。"推"仅为"微插"，轻微往前移动之意，当然动而伸之也有轻微之意，所以具体讲应为"微推"即补、"微伸"即泻。

补泻什么能立竿见影？能马上兑现补泻的又是什么？答案是"得气"。只有对"得气"进行补、泻才能达到如此效果和具体要求。这一事实在临床可以重复，有

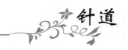

经验的临床家也可亲身体验到如此美妙而深刻的感受。除此之外，谈补、泻都不具体，也不现实，根本无法兑现。

"得气"本来就是临床家最渴望之事，但为什么"得气"后还要进行补泻呢？对这个问题有些人还不解其意。其实很简单，在"得气"后进行补泻，不是为了别的，而是为了更好地"得气"。因"得气"是刺中经脉的佐证，"得气"也是出现良好效果的依据，这是无疑的，所以"得气"后再行补泻是有条件的。如虽然出现"得气"，但因程度太差，需要再增补时，即用"微推"之方法即可使"得气"增补，简称补法。如"得气"时，强度太大，患者难以忍受，这时将针微往后退（伸），即可使"得气"减弱，简称泻。最后达到既有明显"得气"，患者又能忍受，为"得气"最佳状态。这种"得气"后的补泻方法，到目前为止，在临床仍有应用价值。不仅能减轻患者痛苦，而且可提高疗效。当然，这种补泻方法不是每次都用，如果将针刺入后出现的"得气"很满意，这时就不必要再补泻了。

"得气"后再行补泻之方法，不仅确立了用针刺补泻的正确理念和操作方法，而且纠正了采用不同动作就能直接补虚证、泻实证的错误理念和具体操作。

（五）小结

《难经·七十八难》是一篇非常重要的论文，总结了从上古时期到《难经》年代，关于针刺补泻的理念和具体技术。首先肯定，针刺治病，"得气"是出现疗效的关键。在穴位针刺，只有出现"得气"才能获得疗效。为了使"得气"适当，提高疗效，特总结出对"得气"进行具体调控的补泻技术，并认为这种技术也是针刺补泻的唯一方法。

二十三、读《难经·七十八难》新悟

《难经·七十八难》曰："得气，因推而内之，是谓补；动而伸之，是谓泻；不得气，乃与男外女内；不得气，是为（谓）十死不治也。"近日再读后，犹生新感。

首先说《难经·七十八难》论述的补泻方法，不是直接补虚证、泻实证的方法。后世针灸家在提插补泻手法中引用这段经文，想证明插补虚证、提泻实证的方法出自《难经》是错误的。

《难经·七十八难》论补泻，开头首先写了"得气"二字，然后才描述具体方法，说明后面的方法只针对"得气"本身，与其他无关。"推而内之是谓补，动而伸之是谓泻"的意思是如"得气"太弱，不理想，需要补充时，将针微往内推，即可使"得气"补充，简称补；如"得气"太强，患者难以忍受，将针微往外伸即可使"得气"泻出，简称"泻"。简单地说，这种技术就是使"得气"更加适当的调控技术，而不是在"得气"后再将针往进推（插）可以补虚证，往外伸（提）可以泻实证。《难经·七十八难》的作者在描述具体方法时很有分寸。如果说"推"对虚证能补，以后演变成插；"伸"对实证能泻，以后演变成提。那作者为什么不在当时就直接写成"插为补、提为泻"呢？可见他不是这个意思。推与插、伸与提差别很大，前者速度慢、幅度小；后者则相反。《难经·七十八难》的作者认为《灵枢·官能》论述的补泻方法，就是对"得气"进行补和泻的具体方法。如在补法中写道"微旋而徐推之"就是论"得气"补充的具体方法。因轻微旋转，缓慢推进，对某些（有些穴位）"得气"太弱确实能补充。如果旋转速度快、推进幅度大，不仅不能对"得气"进行补充，反而会使原"得气"消失。因此《难经·七十八难》将"微旋而徐推之"改成"推而内之"，只用推不加旋即可使"得气"补充；将"伸而迎之"改成"动而伸之"，只用"伸"即可使"得气"泻出。

二十四、新"补、泻"春秋

"补泻"是针刺技术中常用的两个字，在针灸界耳熟能详。但是，真正用好"补、泻"却成了难事。

大约在上古时期，"补、泻"就出现在"气至"补充和泻出的技术中。"气至"和"气至"相关针刺技术的普遍应用，提高了临床疗效。后来这一经典而有效的针刺技术变了样，走了形。从元代起，由于变异和演变的针刺补虚证、泻实证的技术五花八门，严重影响了"气至"补、泻的针刺技术。

（一）破解"徐、疾"失误

《灵枢·九针十二原》曰："徐而疾则实，疾而徐则虚。"

这段经文描记的是从上古时期流传下来的针刺躯肢神经出现"气至"的相关论

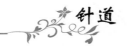

述。《灵枢·小针解》没有理解其真正含义，解释为"徐而疾则实，言徐内而疾出也；疾而徐则虚，言疾内而徐出也。"这种解释将"徐、疾"仅限定在针刺的快慢，使原来的含义变成"慢进针快出针则实；快进针慢出针则虚"。久而久之，这种解释就变成了经文的原意，为以后演变"徐疾补、泻"法提供了理论依据和基础。

（二）解读"迎随"错误

《灵枢·九针十二原》曰："往者为逆，来者为顺；明知逆顺，正行无问。逆而夺之，恶得无虚；追而济之，恶得无实。迎之随之，以意和之，针道毕矣。"《难经·七十二难》曰："所谓迎随者，知荣卫之流行，经脉之往来也。""随其逆顺而取之，故曰迎随。"由此而知，《难经·七十二难》将"迎随"解读为经脉的往和来，特别是"随其逆顺而取之，故曰迎随"之描述，使"迎随"完全变成了"随其经脉逆顺而取之"这种描述，为以后变异、演变"迎随补、泻"法，奠定了理论基础和依据。

（三）误用"得气"补、泻

《难经·七十八难》曰："得气因推而内之是谓补；动而伸之是谓泻。"该段经文论述的是"得气"的补泻方法。近代针灸家描写"提插补、泻"法时，为了证明提插补泻法为经典之法，来源有据，就列举《难经·七十八难》之论述。这当然是错误的，因《七十八难》论述的"得气"补、泻法，只能对"得气"进行补充和泻出，根本不能直接补虚证、泻实证。

综上所述，"补泻"二字在中国针刺技术中出现已数千年了。从上古时期到《难经》时代，一直在"气至"补充和泻出的技术中发挥着积极作用。到宋代后，"补泻"基本局限在演变而成的直接补虚证、泻实证的技术中，但由于应用的种种补虚证、泻实证的方法无效，"补泻"一直没有很好地发挥作用。

二十五、浅析"提插补泻"

当代针灸学积极倡导运用"提插补泻"，目前有两种说法：一种是在"得气"的基础上进行提插。即在"得气"后，先浅后深，重插轻提……称补法；反之，先深后浅，轻插重提……称泻法。另一种讲法，则是将针刺入穴位后即行提插，插为补，提为泻。该法由《灵枢·官能》"泻必用员……伸而动之；补必用方……微旋而徐推之"和《难经·七十八难》"得气因推而内之是谓补；动而伸之是谓泻"演变而来。

从经文中可知，提和插是在"得气"后才进行的。在提插时不仅用力小，而且速度慢。《灵枢》中的"微旋徐推"和《难经》中的"推而内之"即是佐证。

由此而知，该法原本是在针刺穴位"得气"后，施行的一种对"得气"程度进行调控的方法。即在"得气"后，再将针微往内推，即谓补；微旋往外退，即谓泻。为什么"推"会补，"退"会泻呢？临床实践证明，针刺"得气"，是在穴位刺中躯肢神经出现的反应。此时如再将针微往内推，可使反应增强或再出现反应。如果将针微旋轻退，使针尖脱离被刺中的躯肢神经，反应也立刻减弱或消失。以上论述进一步证明，推之谓补是指针刺时出现的"得气"增强，微旋徐退谓之泻是指针刺时出现的"得气"减弱。据此也就弄清楚了"提泻实证、插补虚证"疗效不明显的真正原因。

总之，经文中有关提插补、泻，是指用针在穴位刺中躯肢神经出现"得气"，有些因程度不适当或不满意，对"得气"进行调控的具体方法，而绝不是用提插动作补虚证、泻实证。

二十六、浅析"捻转补泻"

"捻转补泻"为当代针灸学中常用补泻法之一。左转（大拇指向前）为补，右转（大拇指向后）为泻。有学者认为该法源于《灵枢·官能》"微旋而徐推之"和"切而转之"。《灵枢》中确有此论述，但原文为"写必用圆，切而转之……伸而迎之……，补必用方……微旋而徐推之……"这段经文是论述对"得气"进行补、泻的具体方法，而不是"直接补虚证、泻实证"的方法。其具体方法是在针刺"得气"后如程度太强，患者不能忍受，可选用"切而转之……迎而伸之"的方法，使"得气"减弱，称泻。如"得气"后强度太弱不满意时，可选用"微旋而徐推之"的方法，使"得气"增强（有些穴位可达到），称补。

由此可见，捻转补泻法是对经文的误解，最终演变的一种"左转补虚证，右转

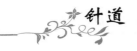

泻实证"的方法。

二十七、浅析"徐疾补泻"

"徐疾补泻"是当代针灸学常用补泻手法的一种。慢进针、快出针为补；快进针，慢出针为泻。该法源于《灵枢·小针解》"徐内而疾出，疾内而徐出"之论述。这一论述是解释《灵枢·九针十二原》中的"徐而疾则实"（言徐内而疾出也）和"疾而徐则虚"（言疾内而徐出也）。其实《内经》中还有与此相矛盾之解。《素问·针解》曰："徐而疾则实者，徐出针而疾按之；疾而徐则虚者，疾出针而徐按之。"

笔者认为，《灵枢·九针十二原》描述的"徐而疾则实，疾而徐则虚"不是描述运用进出针的徐疾能直接补虚证和泻实证的方法，而是描写在穴位刺中躯肢神经时的特殊感受。如在刺躯肢神经时，速度较快，没有出现"得气"现象，即为虚。如用较慢的速度，快速出现"得气"现象，为实。这即是"徐而疾则实，疾而徐则虚"的真实含义。临床针刺治病的实践家会有更深刻的感悟。

疗效是判断针刺技术好坏的唯一依据。没有疗效，一切方法都等于零。如果不考虑疗效，仍盲目传承"徐疾补泻"法，不仅会因此而延误病情，而且会增加患者痛苦。

二十八、浅析"泻者迎之，补者随之，知迎知随，气可令和"

《灵枢·终始》曰："泻者迎之，补者随之，知迎知随，气可令和。"该段经文的意思是在"得气"后，要想将"得气"减弱或消退（泻）用迎法（即往后退），如果想让"得气"增加（增补）需将针往进推。知道将针后退和前进方法，"得气"即可随意调控。

二十九、浅析"呼吸补泻"

"呼吸补泻"是中国当代针灸学中的常规"补、泻"法的一种。其主要内容："在吸气时进针，转针，呼气时退针，出针为泻法。反之，在呼气时进针，转针，吸气时退针、出针为补法。"

与呼吸有关的补泻手法，早在《内经》中即有记载。《素问·离合真邪论》曰："吸则内针，无令气忤；静以久留，无令邪布；吸则转针，以得气为故；候呼引针，呼尽乃去，大气皆出，故命曰泻。""呼尽内针，静以久留，以气至为故如待所贵，不知日暮，其气以至，适而自护。候吸引针，气不得出，各在其处，推阖其门，令神气存，大气留止，故命曰补。"该段经文确有吸气进针、呼气出针为泻，呼尽内针为补之意，但在补泻中均有"以气至（得气）为故"之内容。由此而知，经文中与呼吸有关的补泻手法中，"气至"是疗效的核心内容。因在补泻中均要求以"气至"为故。同时，在《内经》中论述与呼吸有关的补泻手法，也仅是一家之言，很多人有不同意见。《灵枢·九针十二原》中的"气至而有效"即是其中之一。到《难经·七十八难》已明确提出"补泻之法，非必呼吸出内针也"，特提出"得气因推而内之，是谓补；动而伸之，是谓泻"。另外，还强调"不得气，乃与男外女内；不得气，是为十死不治也"。《标幽赋》中又提出"夫补泻之法，非呼吸而在手指"。以上论述，明确肯定"气至"（得气）能补泻，或者对"得气"进行补泻，呼吸不能补泻，补泻与呼吸无关。

但是，中国当代针灸学仍然继承了《素问·离合真邪论》有关呼吸补泻之内容，并夸大和突出了呼吸对补泻的作用，遗忘了出现疗效是"气至"起核心作用，巧立"呼吸补泻法"名目。

其实，针刺出现的"气至"（得气）现象和人呼吸的"气"不是一回事儿，《素问·离合真邪论》将两者混为一体，后世针灸家也照搬沿用。

换个角度再说这件事，因疗效是针刺方法之本，是关键，是核心。没有疗效，就没有一切，什么方法都等于零。"呼吸补泻"想说明的是在吸气时进针、转针，呼气时退针、出针，为泻；反之，在呼气时进针、转针，吸气时退针、出针，为补法。这种方法太简单了，也很容易操作。只要坚持吸气时进针，再转针，呼气时出针，就能泻；在呼气时进针、转针，吸气时出针，就能补。假如"呼吸补泻"法的疗效确实可靠，虚证和实证都会被"呼吸补泻"法治愈，但遗憾的是临床实际情况并不是这样。

207

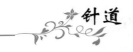

三十、浅析"开阖补泻"

"开阖补泻"是当代针灸学中六种常规补泻法之一。该法要求，出针后速按针孔为补，出针时摇大针孔，出针后不按针孔为泻。

一直以来，很多学者都认为此法原于经典，属古法之一。20世纪80年代初，在贵阳市召开针法、手法表演大会，全国很多专家参会，笔者是其中之一。在表演"开阖补泻"时，会场中间放了一张床，受试者躺在床上，一位老者说，现在我给大家表演"开阖补泻"。他选择了内庭穴，进针后说，现在摇大针孔，说着手摇动着针柄，然后快速拔出，不按针孔，并大声说这就是泻。话音未落，立刻用棉球按住了针孔。因在进针时刺破了动脉血往外溢。这时有人问，这是补还是泻？那位老者说，这时还能管补泻，只有先止血。老者用棉球按着针孔坦诚地说，老祖宗留下来的就是这样。全国性的学术会议出现如此尴尬的场面，令人揪心！

其实，"开阖补泻"法纯属变异之法，经文根本没有描记过。有关起针后不按压之论述，是据《素问·针解》"邪胜则虚之者，出针勿按"句中的"出针勿按"，特指"邪胜则虚之者"而言。"邪胜"不是人体邪气过胜，而是在针刺时出现"气至"太强，病人不能忍受。"则虚之者"即是将针往后退一点（迎、伸），使"气至"减弱或消失。根本没有出针和出针后不按针孔之意。

有关"开阖"二字，在《素问·针解》中出现过，如"补泻之时，与气开阖相合也"。注解中说："气当时刻谓之开，已过未至谓之合。"《针经》曰："谨候其气之所在而刺之，是谓逢时。"从上述经文和解读可知，在"气至"（得气）时才开始补泻，显然是通过迎随调整"气至"（得气）的程度，与补虚证泻实证、按针孔不按针孔也无关。

三十一、承"气至"正"补泻"

针刺技术比较复杂，毫针目前应用的主要有使"气至"的针刺技术和用针直接补虚证、泻实证的技术。

使"气至"的针刺技术，是中国针灸家在数千年的漫长岁月里，共同用智慧、汗水、痛苦、鲜血和生命换来的，是最有效的针刺技术，应该理直气壮地继承和弘扬。

早在上古时期，人们对自身认识甚少的历史背景下，就开始针刺人体的特定部位，观察出现什么现象和反应能获得较好疗效。由于观察的方法和角度不同，描写的内容也各异。如经文中的"中气穴""得气穴为定""气调而止""知调而利""得气""气至"等就是其中部分内容。

为使"气至"适当，提高疗效，古人还特别总结出对"气至"进行补充和泻出的技术。这种技术也是针刺术中唯一的补泻技术。

有些针灸家对有关"气至"补泻的论述理解错误，在表述"气至"补泻的技术时，改变了原文的真意，发生演变，最终变异成用针刺直接补虚证、泻实证的方法。这种现象出现后，有的针灸家就明确提出，使"气至"的针刺技术是取得疗效的核心技术、关键技术，在针刺时一定要出现"气至"。

到《难经》时期，明确肯定了对"得气"进行补泻的具体方法，并进一步确认了针刺技术中的补、泻，就是对"得气"的补、泻。

遗憾的是，在以后的年月里，有些针灸家逐渐淡化了使"气至"的针刺技术，而演变为用针直接补虚证、泻实证。到了明代，又有针灸家严厉抨击并试图阻止用针刺直接补虚证、泻实证的方法，结果仍然无济于事。

由刺而知，需要认真继承，大力弘扬使"气至"的技术，彻底纠正补、泻的变异，使其恢复补、泻"气至"程度。也只有这样，才能使中国针刺躯肢神经的技术，沿着正确的道路前进。

三十二、析"刺之而气不至，无问其数；刺之而气至，乃去之，勿复针"

《灵枢·九针十二原》曰："刺之而气不至，无问其数；刺之而气至，乃去之，勿复针。"现查到最早解读该段经文的资料是《黄帝内经灵枢注证发微》（明代马莳著）："凡刺之而气尚未至，当无问其数以守之，所谓如待贵人，不知日暮者是也。若刺之而气已至，则乃去针耳。"后世医家多参考此文解读。

209

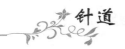

笔者认为这种破解不符合经文原意。因"刺之而气不至，无问其数"特论"刺"，并无"守"和"等"之意。马莳加"以守之"和"所谓如待贵人，不知日暮者是也"，完全是画蛇添足，多此一举，不仅没有解读清，反而违背了本意。

中国医学家在几千年前就已确认，用毫针刺穴位如能出现"气至"，即可获得确切疗效，并为此大力研究针刺出现"气至"的技术。如论针刺的次数（三、六、九等）、深浅（浅、中、深）等。针灸学家经深入研究，认真分析，最后才总结出可概括所有出现"气至"技术的方法，即："刺之而气不至，无问其数；刺之而气至，乃去之，无复针。"这虽为经验之谈，但已明确了"气至"是用毫针刺出来的，而不是等出来的、候出来的。

《灵枢·九针十二原》在论述微针刺经脉治病技术时，特在最后选用该段经文。这一举措非常有价值。将该段经文当成判断是否刺中躯肢神经的唯一标准和核心技术。因人体的躯肢神经位于深部，医家用眼睛看不见，只能估计其所在位置和深度。如果一次没有刺中，改变角度和深度再刺，直到出现"气至"，即证明刺中了躯肢神经。因此说："神经若刺中，气至为佐证。"

认识不同，各自演变。几千年过去了，针刺躯肢神经的核心技术变成了多种针刺技术中的一种。这种演变不仅使该方法失去了核心地位，而且使可被针刺中的躯肢神经变得扑朔迷离，难认难解。

值得庆幸的是，针灸医家一直热爱和喜欢运用该法。直到今日，该方法不仅一枝独秀，还是临床能取得确切疗效的最佳方法。如能恢复该法的地位，不仅能提高临床疗效，而且对探讨针刺躯肢神经治病颇为有益。

三十三、析"刺之要，气至而有效：效之信，若风之吹云，明乎若见苍天。刺之道毕矣"

《灵枢·九针十二原》曰："刺之要，气至而有效；效之信，若风之吹云，明乎若见苍天。刺之道毕矣。"

"刺之要，气至而有效"是说针刺的关键是一旦出现"气至"就能获得疗效。"效之信，若风之吹云，明乎若见苍天"是说确切的疗效如同风吹乌云散，立刻见晴天。"刺之道毕矣"是说针刺治病的道理就是这些，再没有说的了。

　　该段经文原为经验总结，用正说的方式描述了能获得独特疗效的最佳针刺技术。言外之意，即这种方法快而好，其他针刺方法皆黯然失色。

第四章　据"节"选会（气穴）治病

据"节"选"会"（气穴）治病，即中国古代医学家们据人体节段性支配规律选"会"（气穴）治病。

数千年来，中国医学家们为了提高临床疗效，一直探寻着选"会"（气穴）治病，并积累了丰富经验，很多经验又形成了（门派）派系，不断传承、弘扬。笔者研究发现，众多派系选"会"（气穴）经验的共同（基本）规律是据人体节段性支配规律选"会"（气穴）治病，这也是选"会"（气穴）治病的最高境界。这个过程是实践的过程、积累的过程，更是研究的过程、升华的过程。

要说清这个问题，应先从"节"字说起。

中国古代医学家们对"节"字有独特的用法。《素问·五脏生成》曰："诸筋者皆属于节。"《灵枢·小针解》曰："节之交，三百六十五会者……"

《针灸甲乙经·针道第四》曰："节之交，凡三百六十五会。知其要者，一言而终；不知其要者，流散无穷。所言节者，神气之所游行出入也，非皮、肉、筋、骨也。"《灵枢·九针十二原》曰："节之交，三百六十五会。知其要者，一言而终；不知其要，流散无穷。所言节者，神气之所游行出入也，非皮、肉、筋、骨也。"

数千年来，由于历代医学家们对这些描记和论述的解读差误，使"节"字黯然失色、悬疑迭起。

笔者学习、研究这些经文数十载，发现"节"是中国古代医学家们研究人体的伟大成果。"诸筋者皆属于节"是说位于躯体四肢的筋皆属于脊髓旁的节。"节之交，三百六十五会"是说位于髓旁的节多次交叉，分布在躯体的 365 个针刺部位之下的"交会"。"所言节者，神气之所游行出入也"是说位于脊髓旁的"神经根细丝"，自由传递出（运动）入（感觉）信息。

相关内容请参考《针灸原理与临床实践》（焦顺发著，人民卫生出版社 2000 年出版）、《神奇针道》（焦顺发著，山西省内部资料出版物，准印证运文字〔2010〕23号）、《神奇针道》（焦顺发著，人民卫生出版社 2012 年出版）。

中国古代医学家通过"节之交，三百六十五会。"描述了"躯肢神经"的结构特征，但每一个"节"交叉到什么部位没有细述。"所言节者，神气之所游行出入也。"说清了位于脊髓旁的"神经根细丝"，自由传递出入信息，并没有说每个"神经根细丝"的出入信息传到什么部位……

不过，中国古代医学家用其他方法探究"节"在体表的分布、支配内脏和选"会"（气穴）治病的规律，获得了巨大成果。如《灵枢·背俞》即是独辟蹊径、开创据"节"选"会"（气穴）治病的典范。

"愿闻五脏之俞出于背者"，证明中国古代医学家们已经发现治疗五脏疾病的"会"（气穴）都在背部。"胸中大俞在杼骨之端，肺俞在三焦之间，心俞在五焦之间，膈俞在七焦之间，肝俞在九焦之间，脾俞在十一焦之间，肾俞在十四焦之间，皆挟脊相去三寸所（两侧各一寸五分），则欲得而验之，按其处应在中而痛解，乃其俞也……"以上描述治疗五脏疾病和在背部的"会"（气穴），只能通过位于脊髓旁的"节"进行联系。后来，从《针灸甲乙经》至今，"背俞"快速发展，数量增加到 20 对，每对"背俞"对相关内脏疾病都有较好的治疗效果。如肺俞、心俞是治疗肺、心病症的最佳点位，肝俞、胆俞是治疗肝、胆疾病的最佳点位。如此种种，令人震撼。

除了"背俞"，还有《灵枢·海论》中的"四海"、《灵枢·卫气》中的"四街"，对选"会"（气穴）皆有新发现。因"四海""四街"的核心内容是头和脑之间、胸之内外、腹之内外有特殊联系，这种联系是通过位于髓旁的"节"传递出入信息而完成的。中国古代医学家们在经文中是这样描述的，在临床也是这样使用的。如脑部疾病在头盖部选"会"（气穴），肺、心疾病选肺俞、心俞、膻中，肝、胆疾病选肝俞、胆俞、期门，胃肠疾病选中脘、天枢、胃俞、大肠俞，泌尿、生殖系统疾病选气海、关元、中极、小肠俞、膀胱俞……由于疗效独特，传承、弘扬至

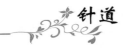

今。以上仅是举例,《针灸资生经》中收集的200多个病症的选"会"(气穴)经验、多数"会"(气穴)的主治性能皆可证明据节选"会"的论点。

以上描述了中国古代医学家们据"节"选"会"(气穴)治病的绝妙方法。

中国古代医学有如此重大的科研成果,能如此科学地选"会"(气穴),我们当然应该认真传承,大力弘扬。如能熟悉掌头颈部、肩及上肢部、胸部、上腹部、下腹部、下肢部的节段支配规律,临床则能快速选准"会"(气穴)治疗疾病。

如果用人体图说明疾病部位和会(气穴)关系时,可用特殊的人形图表示。笔者所说据神经之节选会(气穴)是中国古代医学家发明的,当代医学家也有类似研究和成果。读者若有兴趣可查阅相关资料。

如能熟悉掌握据"神经之节"选会(气穴)的规律和方法,可以快速选准气穴,提高临床疗效。

第一节　脑神筋（经）系统疾病

一、脊髓疾病

1. 在疾病节段及附近的棘突间、脊椎旁选会（气穴）

《素问·骨空论》曰:"督脉生病治督脉,治在骨上……"经文是说脊髓疾病,可针刺督脉治疗,但必须在脊骨上针刺。若针刺过深则易刺伤脊髓,《素问·刺禁论》中"刺脊间中髓为伛"即是佐证。经文所述的是治疗原则和框架,在疾病的节段和附近脊骨上选会(气穴)疗效更好。

2. 在邻近节段的四肢选会（气穴）

上肢瘫痪选肩髃、曲池、合谷等。下肢瘫痪选环跳、委中、承山等。这是几千年的临床经验,实际是在病变邻近节段选会(气穴)。位于脊髓上胸段的节交叉后多在上肢形成交会,位于下胸段的节交叉后多在下肢形成交会。

针刺疗效与疾病性质、损害程度有关。如对于完全损害,针刺无效;对于部分损害,针刺有一定疗效;对轻度损害,针刺疗效比较好。

由此而知，在针刺治疗脊髓疾病时，不仅要明确诊断，还要选好适应证。

二、脑疾病

（一）在疾病部位对应及附近头皮选会（气穴）、区

《灵枢·卫气》曰："气在头者，止之于脑。"《灵枢·海论》曰："脑为髓之海，其输上在于其盖，下在风府。"经文不仅描述了头和脑之间有特殊联系，而且明确了治疗脑疾病的部位就在头盖部 [可惜没有细说如何在头部选会（气穴）]。头盖部很多会（气穴）都有治脑病的功能，有些会（气穴）的名称就非常有意思。如"悬颅"位于颞前、额后下，"悬"有悬吊之意，"颅"即指颅骨、头颅。两个字合起来就是悬吊的颅。为什么穴名用悬吊的颅？西医学脑的解剖图谱中有两个"悬吊的颅"，其位置与悬颅、悬厘基本对应。"天柱"穴在枕骨下旁开两侧。这个穴名很有意思。柱是柱子的意思。天柱即天一样的柱子。在人体有什么柱子能和天柱比？小脑病变可出现共济失调，站立不稳，行走困难。针刺"天柱"后，患者走路不摇摆，能站稳，可见此部位疗效神奇，特命名为"天柱"……这些难道仅仅是巧合吗？当然不是。这些是中国医学家两千年前研究大脑皮层功能定位与头皮特殊关系的伟大发现和成果。笔者根据上述成果，在大脑皮层功能定位的对应头皮部位设刺激区进行针刺，见效快、疗效好，据此发明了"焦氏头针"。"运动区"治疗对侧偏瘫，"感觉区"治疗对侧感觉障碍，"足运感区"治疗皮层性多尿，"言语一区"治疗运动性失语，"平衡区"治疗共济失调……因其对脑病疗效独特，故头针疗法迅速传遍世界。其实，"头针"是笔者研究据神经之节选会（气穴）的成果。

三、躯肢神经（筋）疾病

躯肢神经（筋）疾病可在局部及附近选会（气穴），因为疾病部位和针刺部位一致或接近，属于一个神经节段或邻近节段。此即典型的据"神经之节"选会（气穴）。

临床上除单纯神经疾病外，其他如五官疾病、全身各部位的骨质增生、软组织损伤、关节炎等引起的疼痛也可以用头针来治疗。以上疾病在针刺临床中约占 50%。

第二节　内脏疾病

内脏疾病选会（气穴）的方法比较复杂，主要是据"神经之节"支配的规律及内外联络特征，在内脏对应体表面和相关四肢选会（气穴）。古代的"背俞""四海""四街"等，为据"神经之节"选会（气穴）奠定了基础。

一、胸腔疾病

肺、心是胸腔内的主要内脏。中国古代医学家发现，大杼、肺俞、厥阴俞、心俞、膻中、巨厥、内关等是治疗肺、心疾病的要会（气穴）。

位于胸（椎）1～5之间的37个"会"（气穴）和上肢的很多"会"（气穴）都能治疗胸、背、肺、心疾病。在这么大的范围内，这么多的"会"（气穴）都对肺、心疾病有治疗作用，其根本原因是胸、背、肺、心和这些"会"（气穴）都位于相同的节段或邻近节段。现代神经学知识证明，支配肺、心的交感神经位于胸1～5节之间，上肢的神经与支配肺、心的交感神经关系密切。

由此而知，中国古代医学家们不仅发现了支配肺、心的交感神经位于胸1～5节之间，确定了肺俞、心俞治疗肺、心疾病，而且开创了据"节"选"会"（气穴）治疗肺、心疾病的科学方法。

二、上腹部疾病

肝、胆、胃、肠是上腹部的主要内脏。

（一）肝、胆疾病

肝、胆位于右上腹内、膈下。

中国古代医学家们选肝俞、胆俞、期门、日月、阳陵泉等治疗肝胆疾病，至今仍然一枝独秀，是因为这些"会"（气穴）是支配肝、胆的"节"交叉后形成的。

另外，可在肝胆疾病疼痛部位的对应体表针刺"经络"（经筋）治疗。

（二）胃肠疾病

胃、肠位于腹腔内。

中国古代医学家们选胃俞、中脘、天枢、足三里等治疗胃肠疾病，至今兴盛不衰，是因为这些"会"（气穴）是支配胃、肠的"节"交叉而形成的。

另外，可在胃肠疾病疼痛的对应体表针刺"经络"（经筋）治疗。

位于胸（椎）6～12节之间的48个"会"（气穴）和下肢的很多"会"（气穴）都能治疗胸、胁、肝、胆、胃、肠疾病。在这么大的范围内，这么多的"会"（气穴）都对肝、胆、胃、肠疾病有治疗作用，其根本的原因即肝、胆、胃、肠和这些"会"（气穴）都位于相同节段或邻近节段。现代神经学知识证明，支配肝、胆、胃、肠的交感神经位于胸6～12节之间，下肢的神经与支配肝、胆、胃、肠的交感神经有密切关系。

由此而知，中国古代医学家们不仅发现了支配肝、胆、胃、肠的神经位于胸6～12节之间，确定了肝俞、胆俞、期门、日月、阳陵泉、中脘、天枢、足三里等治疗肝、胆、胃、肠疾病，而且开创了据"节"选"会"（气穴）治疗肝、胆、胃、肠疾病的科学方法。

三、下腹部疾病

下腹及背部气穴是治疗下腹部、腰骶部病变的平台。下腹及背部38个气穴可治疗下腹部、腰骶部、泌尿系统、生殖系统病变。

泌尿、生殖系统主要位于下腹部。中国古代医学家们运用大肠俞、白环俞、八髎、气海、关元、三阴交等"会"（气穴）治疗泌尿、生殖系统疾病，如今仍然是常用之"会"（气穴）。这些"会"（气穴）是支配泌尿、生殖系统的"节"交叉而形成的。

位于十四椎至二十一椎之间的38个"会"（气穴）和下肢的很多"会"（气穴）都能治疗泌尿、生殖系统疾病，其根本的原因是泌尿、生殖系统和这些"会"（气穴）都位于相同节段或邻近节段。现代神经学知识证明，支配泌尿、生殖系统的植物神经位于第14～21节之间，下肢的神经与支配泌尿、生殖系统的植物神经有密

切关系。

西医学证明，植物神经支配内脏的规律与中国古代医学家发现治疗内脏疾病的会（气穴）分布规律完全一致，说明中国古代医学家早在数千年前即发现了植物神经支配内脏的规律，通过针刺相关会（气穴）治疗内脏疾病，获得显著疗效。

以上内容虽然论述简略，但足以证明据"神经之节"选会（气穴）的价值和意义。

笔者言：据节选会最合理，易学好用效神奇。

第五章　脑神筋（经）系统疾病及治疗经验

中国针灸学家早在上古时期就针刺"神""机""经"治病，后来对"脑神筋（经）系统"疾病进行了全方位、多角度研究，取得了巨大成就。

第一节　脑和脊髓疾病

脑和脊髓疾病也称中枢性疾病。《针灸甲乙经·卷之三》曰："悬枢在第十三椎节下间……""悬枢"是"气穴"名称，承载着对脊髓解剖研究的成果。因该穴在"第十三椎节下间"，实指第 12 胸椎棘突下，平第 1 腰椎椎体下缘。现代神经解剖证明，成人的脊髓下缘就悬吊在此，故古人称脊髓为"枢"。"诸髓者皆属于脑""脑为髓之海"皆证明脑和脊髓属于"脑神筋（经）系统"的中枢。

疾疾病害有分腠间（周围性）和脑（中枢性）之分。《灵枢·热病》曰："偏枯、偏身不用而痛，言不变，智不乱，病在分腠之间。""偏枯"即偏瘫伴有肌肉萎缩。"偏身不用而痛"即偏身不能活动伴疼痛。"言不变、志不乱"即语言和神志没有障碍。"病在分腠之间"即病在肌肉的溪谷之间。这段经文之意是热病时，分布在肌肉溪谷之间的筋（神经）损害，可出现偏瘫伴肌肉萎缩，偏瘫伴有疼痛，而语言和神志没有障碍。目前，西医学诊断周围神经损害也用这些标准。

"痱之为病也，身无痛者，四肢不收，智乱不甚，其言微知，可治，甚则不能言，不可治也。"热病时出现四肢瘫痪不伴有疼痛，可有语言和神志障碍。这里实指脑部疾病。

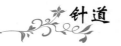

由此而知，中国的"脑神筋（经）系统"有中枢和周围之分，疾病有脑损害和周围神经（筋）损害之别。

一、脑疾病

1. 脑损害

脑损害有明显体征，严重者可死亡。《素问·刺禁论》曰："刺头中脑户，入脑立死。"

2. 热病

热病有明显体征，严重者可死亡。《灵枢·刺节真邪》曰："大热遍身，狂而妄见、妄闻、妄言……"《灵枢·热病》曰："热而痉者死。"

3. 中风

中风可出现偏瘫、感觉异常、语言障碍、神志不清等，严重者可死亡。《素问·六元正纪大论》曰："民病血溢，筋络拘强，关节不利、身重筋痿。"中风分"中脏腑""中经络"，并有相关的针刺治疗经验。

4. "癫""狂"病

（1）"癫"病：发病时有先兆和不同类型。《灵枢·癫狂》中"癫疾始生，先不乐，头重痛，视举目赤"，论述了癫病发作前的先兆。"癫疾始作，而引口啼呼喘悸者""癫疾始作，先反僵""筋癫疾者，身倦挛急大"，论述了不同类型的发作。

（2）"狂"病：狂病发作，也分不同类型。《灵枢·癫狂》中论述的"狂始生，先自悲也，喜忘，苦怒，善恐"等即是狂病的初始症状。"狂始发、少卧不饥，自高贤也，自辩智也，自尊贵也，善骂詈，日夜不休""狂言，惊，善笑，好歌乐，妄行不休者，得之大恐""狂，目妄见，耳妄闻，善呼者""狂者多食，善见鬼神，善笑而不发于外者，得之有所大喜"，以上论述的是四种类型的"狂病"。

5. 头痛

有些脑病可出现严重头痛，也称"脑痛""真头痛"。如《灵枢·热病》曰："热病面青，脑痛。"《灵枢·厥病》曰："真头痛，头痛甚，脑尽痛，手足寒至节，死不治。"脑痛、真头痛常是脑蛛网膜下腔出血、脑膜炎、脑脓肿、脑瘤等引起的。

脑疾病经典医著记载很多，从笔者所选已能看出古代医学家对脑病研究的深度和广度。

针刺治疗脑病的主要经验：在头盖部选气穴和配合谷治疗。笔者据"脑为髓之海，其输上在于其盖，下在风府"之论述，结合募穴治疗脏腑疾病等经验，经过临床实践，发明了"焦氏头针"，开创了在头部针刺治疗脑病的时代。

二、脊髓疾病

脊髓是神经（筋）的中枢，统督全身的神经（筋），疾病后常出现明显体征，严重者可死亡。

《素问·刺禁论》曰："刺脊间中髓，为伛。"其意是在棘突间针刺过深，刺伤脊髓引起下肢或四肢屈曲性瘫痪。"伛"指躯肢倦曲，不能伸直。《素问·骨空论》曰："督脉为病，脊强反折。"《难经·二十九难》曰："督脉为病，脊强而厥。"《灵枢·热病》曰："髓热者死。"又说："热而痉者死。"

脊髓疾病后，可以在疾病和附近的脊骨上进行针刺治疗，即《素问·骨空论》所说"督脉生病，治督脉，治在骨上。"有些针灸医家配合曲池、合谷、委中、承山等治疗。

第二节　周围神经（筋）疾病

中国针灸学家们常以疼痛、活动困难、功能障碍来判断周围神经（筋）疾病。

对于活动障碍，《灵枢·厥病》曰："足髀不能举，侧而取之，在枢合中。"人平卧脚、腿不能抬起，应侧卧，取环跳穴治疗。面瘫、口眼歪斜可针刺大迎、地仓、承浆、四白、鱼腰等。《素问·缪刺》曰："齿龋，刺手阳明，不已；刺其脉入齿中，立已。"经文之意是说，患龋齿在手阳明选穴治疗效果不好的话，可以刺入齿的脉，立即痊愈。

痹病包括很多种疾病，针刺疾病局部或邻近部位的神经（筋），疗效快而好。《灵枢·经筋》对各种"筋痹"均在疾病的"筋"针刺治疗。"以痛为输"即是佐证。

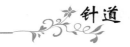

《素问·长刺节论》曰："病在筋，筋挛节痛，不可以行，名曰筋痹。刺筋上为故，刺分肉间，不可中骨也。针起筋炅病已止。"

周围神经（筋）疾病很复杂，学问很深，慢慢细究，会发现更多的奥妙。

附：案例分享

案 1：脑出血（左侧肢体偏瘫 8 年）

Warren，女，79 岁，美国人。2008 年 10 月 22 日就诊。

上午 9 时，一位粗壮的男士用轮椅推着一个满头银发的老妇人（患者）来到诊室。患者痛苦地说：8 年前，自己突然昏倒不省人事，急送医院，经 CT、核磁共振检查确诊为脑出血。抢救 3 天后神志清醒，但左半身偏瘫不能动。先后治疗、康复训练长达 8 年之久，仅有些许改善。目前，左上肢不能抬高，左肘关节不能伸屈，手指也不能伸展。左腿不能站立，更不能抬起。8 年时间，生活不能自理，全靠别人照顾，痛苦万分，希望笔者能帮助她。

检查：伸舌偏左，左上肢仅能抬高与耳相平。左手半屈曲状，仅拇、食指能伸展。左侧肱二头肌反射亢进、霍夫曼征阳性。双手扶轮椅可站起，待手离轮椅时又倒在轮椅上，第 2 次才又站起来。行走非常困难，左脚迈不开步，落地不准，在他人搀扶下能走几步。膝反射亢进（左）。左踝关节和脚趾不能活动。

听诊时发现患者胸前有很长的一条手术愈合瘢痕，经询问得知 1971 年患急性心肌梗死做过心血管搭桥手术，但七八年后心功能又出现问题。心脏瓣膜功能不全，经药物治疗未见好转，1982 年进行心脏瓣膜移植手术，1983 年因移植的瓣膜失去功能换了 1 次，手术 4 天后，效果不理想而又重新放入瓣膜……

脑出血后肢体偏瘫，笔者以前用头针治疗类似疾病，均有不错的疗效，但面对此患者，笔者犹豫了。毕竟患者年近八十，又有严重而复杂的心脏疾病，初步判断属于心脑联合损害。笔者担心在治疗过程中心脏出现其他问题，尤其是在美国用针灸治病，更需要小心，因此打算放弃为患者治疗。但是患者说："你放心治吧！没有关系！万一没有效，我也不会怨你……我专门来找你，就是想请你用头针治疗……"听了患者的这番话，没办法推辞，但压力也更大了，因为用头针治疗不仅不能出问题，而且还要有疗效，这位患者是为把病治好才来就诊的。

拟定治疗方案，即在严密观察心脏的情况下，选右侧运动区上 3/5、足运感区，运用快速刺法，不捻转，留针 1 小时。局部消毒后，患者有些紧张。笔者告诉她："我给你治疗根本没有危险，你应当放松。进针时，可能会有一点点痛……"听了这些话后，患者笑着说："没有问题，请吧！"在运动区快速刺入针后，患者仅眼睛闭了一下，并没有其他反应。接着又快速刺入两根针。患者脉搏跳动均匀、节律正常，面部表情自然。没有捻针，在留针 10 分钟时，为了分散患者的注意力，让她抬抬左胳膊，没想到一下子就抬起来了！

她儿子激动地说："8 年啦！我母亲的胳膊又能抬啦！头针太神奇了！"当亲眼看到她轻松地抬起左臂时，笔者也很惊喜。患者看着自己的左胳膊不断抬起又放下，非常高兴，在场的其他患者也都高兴地鼓掌。

留针 1 小时后起针，患者自己仍然可轻松抬起左臂，而且左肘关节也能伸直，左手伸屈情况也明显好转。让其站立行走，患者不仅能自己站起来，而且向前走了十几米。此时此景，无人不为之感动。在场的很多人上前和她握手表示祝贺。她高兴地连连点头，并不断说着："太棒啦……"

10 月 28 日第 2 次治疗后，患者左踝关节、左脚趾也能活动，左侧肘关节和手指伸屈更加灵活，站立、行走也有进步。患者说："好多啦！"

一个年近八旬的脑出血患者，左侧肢体偏瘫 8 年，左胳膊抬不起来，仅用了 3 根头针，10 分钟后胳膊就能轻松抬起。这不是虚构的故事，也不是神话，而是患者和笔者的亲身经历，学生们亲眼见证的事情！历史会变迁，时间会推移，但头针治疗 Warren 的情景令笔者久久难忘，至今回想起来，当时的一幕幕就像陈年老酒，令人陶醉……

案 2：脑出血（走路困难、平衡障碍 6 年）

患者，女，美国人。2008 年 11 月 1 日就诊。

2002 年 4 月 5 日上午，患者突然昏倒，急送医院，经 CT、MR 等检查，确诊为脑出血、高血压、糖尿病。抢救后患者神志、上肢活动恢复正常，也能说话，但双下肢活动障碍，站立和行走困难。平衡障碍明显，行走时双眼看地，双上肢分开略向前保持平衡，两腿分开呈鸭步，不能走直线，也不能转圈，步态不稳，不能上下台阶。下楼时需双手扶栏杆，生活非常不便。先后针灸、按摩等治疗和康复训练6年，一直没有明显改善。

2008年10月到11月，笔者在美国加州中医药大学给英文博士班授课，加州中医药工会得知消息后，邀请笔者讲授头针，上午讲理论知识，下午临床操作示范就遇到这个患者。

脑出血本来就是脑血管疾病中比较难治的，何况这个患者已经用多种方法治疗了6年，一时大家对头针的效果表示怀疑。笔者告诉大家，这个患者6年前脑出血，现在仍然下肢活动困难，平衡障碍。头针治疗应选运动区上2/5、足运感区、平衡区，运用快速刺法，留针1小时观察。

局部消毒后，在不到两分钟的时间，笔者边讲边扎，一口气扎完了6根针。这时全场响起了热烈的掌声，异口同声地喊："好！太好啦！太快了，扎得针就像飞针一样……"还有人激动地说："头针听说过，还没有见过，根本没有想到会是这种扎法，要是没有亲眼看见，谁说我都不会相信……"患者也能感受到头针与其他针法的不同，激动地说："焦教授的针法和其他人不同，进针的时候根本没有一点痛感。"

进针10分钟后，让患者站起来看看有没有变化，结果她轻松地站起来了。又让她试试走路，她抬起头，两眼平视，迈开步子行走，脚步灵活，落地有声，双臂协调地摆动着。全场又响起热烈的掌声，有的人说："原来估计会有点效，没有想到会有这么好的效果，真是不可思议！"

留针1小时起针，患者症状又有改善。她不仅能走直线，还快速转了两圈……1周后，也就是11月8日患者又来治疗，症状进一步改善，回家后不扶栏杆也能下楼梯。

案3：基底节出血4个月（急性基底节损害）

黄某，男，81岁。2010年1月9日就诊。

2009年9月17日早晨未起床，家属发现黄某右侧肢体偏瘫，不会讲话，但神志清楚，急送医院。CT检查发现，左侧基底节（脑）出血（约60mL），因出血部位太深，不宜手术治疗，采用综合治疗，病情有所好转。但说话不清，右侧肢体活动障碍，生活不能自理，2010 年 1 月 9 日来诊。

查体：神志清楚，理解力正常。语言障碍，不能说出自己的姓名和年龄，更说不清自己得了什么病，突出表现为表述困难。

右侧肢体活动障碍，特点是各关节能在正常范围活动，但是肌力较差，复杂、精细、协调动作均明显障碍。如右上肢在持续抬高时低于左上肢；右手解扣衣扣不灵活，解第 2 个扣子时因肌力弱不能完成；写字时，右手持笔不灵活，笔画不直、安排不当，字体明显变形；对指、指鼻试验不灵活、不准确、活动范围小，时有轻微摇摆。肌张力齿轮样增高，伸屈右肘关节时有 2 ～ 3 次抵抗感。肱二头肌、肱三头肌腱反射正常，霍夫曼征阴性（右）；坐、卧时，右下肢各关节活动正常，但是自己站不起来，更不能独立行走。

首次头针治疗后，多种体征均有改进。如能说清自己的姓名和年龄，右手肌力增强，复杂、精细动作均有好转，右下肢活动功能也有改善，不仅能自己站立起来，而且在一人搀扶下可迈步行走。

34 天共治疗 14 次，患者语言和右侧肢体活动功能障碍明显改善，能准确说出自己的名字、年龄，只是在描述复杂事情时，有时还表述不清。双眼闭合肌力相等，单眼闭合右侧肌力相对较差。右手解扣衣扣比正常人慢。右手持笔写字基本正常。右手指鼻试验有进步，可指到鼻尖，但动作不规范。对指试验，右上肢活动幅度比前明显扩大，双食指能对住，但右上肢活动范围仍小，右手指比左手指欠灵活。能自己站立，但不能维持太长时间。能独立行走，但比较困难。其特点是行走时，右腿抬起困难，脚离地面距离小。迈步困难，右脚有时仅能向前迈几厘米。右脚落地不准，有时向右侧偏斜或倾倒。左腿向前迈出困难，姿势不正确。行走时头微低，需两眼看地以协调平衡，双上肢不能有节律地前后摆动。

患者左侧（脑）基底节出血 4 个月，临床主要表现是语言表述困难，右侧肢体连续、复杂、精细、协调运动功能障碍。头针首次治疗后上述症状缓解，短期治疗后效果明显。

案 4：脑出血（表述性失语、书写困难）

Chuck，男，65 岁。2009 年 11 月 21 日就诊。

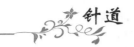

2009 年 11 月 6 日上午 11 时打高尔夫球时，突然发现右侧肢体活动障碍，不能说话，急送附近医院。CT 检查证明脑梗死，急用 T.P.A 治疗（注射溶栓药），事后右侧肢体基本恢复正常，但仍不会讲话，特别是不能明白表述意思。当地针灸医师治疗数次未见症状缓解，患者和家属非常着急，经多处打听，于 2009 年 11 月 21 日来诊。

检查：神志清楚，理解力正常，四肢活动正常，但语言障碍。问其姓名、年龄和电话号码时，语速较慢，说话不灵活，咬字不清。问其病情时语言障碍且乱说，内容不准，表述不清。让其写自己的情况时，书写困难，不仅字写错，而且内容表述错误……

关于语言障碍在中国医学中早有描记，如语言不能、语言障碍、语言阻塞、语言不利等。西医学对语言障碍的描记，不仅有程度的论述（如完全性失语、不全性失语），而且对语言障碍的性质进行了分类（如运动性失语、感觉性失语、命名性失语、混合性失语等）。上述病例不能完全归属于其中一种。运动性失语是理解力正常，能听懂别人的话，但不能用语言准确清晰地表述。感觉性失语是听不懂别人的话，无法表述。命名性失语是说不出物体的名称。混合性失语是多种功能障碍引起的语言障碍。

本病例以表述困难为主，为"表述性失语"，同时伴有书写障碍，也可称其为失写症。其病理损害主要在左侧顶下小叶，应选顶下小叶对应的头皮部位针刺。

针刺左侧语言一区，治疗后语言进步不太显著。

2009 年 11 月 24 日二诊：检查发现其对复杂内容语言表述错误，取左侧顶下小叶区，进针后不捻转，留针 30 分钟，患者语言表述基本正确，讲话也较前灵活。留针 50 分钟，患者讲话流畅，声音大，而且内容表述正确。

2009 年 12 月 1 日三诊：因感冒说话声音低，但咬字清楚，语言较流畅，表述正确。头针治疗刺激区同二诊，留针 40 分钟，书写困难，不仅字写不对，而且书写内容零乱，患者自己也说："写字很困难。"

2009 年 12 月 3 日、5 日、8 日分别治疗 3 次，患者书写功能恢复正常，能正确书写自己的姓名、地址等。此后，再针刺治疗 4 次，巩固疗效。

案5：桥脑、延脑多发性梗死

患者，男，北京人。2006年6月1日就诊。

主因：突发性脑梗死近一年。

病史：2005年6月15日10点左右，在与他人谈话时，突然头晕眼黑，六神无主，持续3～4秒钟恢复正常。相隔15分钟左右，再次发作。11点45分出现头晕、左手麻木，血压170/110mmHg，急送入医院。CT检查时病情加重，左半身活动明显障碍。当日住院后14点左右出现呼吸，吞咽困难，面部无表情，眼不能左右转动，视物成双，看不清对面人的鼻子、眼睛。CT检查无明显异常。分析病情特征及进展，临床诊断为脑干梗死。西医对症处理。插胃管、中西药物治疗，3天后病情稳定，以后逐渐好转。发病后第9天磁共振检查证实为桥脑、延脑多发性梗死。经近一年的中西医、针刺治疗，病情有所好转，但疗效缓慢。

目前主要症状如下：①头晕目眩，思维不清，视物难以聚焦，不能看东西。上下台阶困难。持笔写字不成行，向一侧偏斜。②无故发笑，遇一般小事即可引起大笑，难以控制。③站立不稳，行走困难。站立时有摇摆感。行走时腿脚不灵活，落地不准、无力，常以右腿带动左腿，左膝关节和左脚用不上劲，走一段路右腿即很累。左上肢抬高吃力，抬高时左手无名指、小指呈弯曲状不能伸直。④嘴歪，说话时构音困难，吐字不清、不连贯，一个字一个字往外蹦，很吃力。⑤吞咽困难。吃饭时仅在坐直时才能咽下，如果头微低即不能咽下食物。⑥生活不能自理，自己不能穿裤子（腿伸不直）、扣衣扣、系皮带……

查体：神志清楚，理解力正常。语言困难，咬字不清，构音困难，讲话不连贯，一个字一个字往外蹦。右侧鼻唇沟浅，嘴歪向左侧，伸舌偏左。共济运动障碍，左侧对指及指鼻试验不正常。行走困难，速度慢且步态异常，每走一步都是躯干先往右侧偏斜，然后左腿抬起向前，落地无力、落点不准。生活不能自理，不能自己穿裤子，左手持物不准，不能自己穿衣、扣衣扣、系腰带等。

治疗：头针治疗选脑干和小脑对应头皮部位的3个点，用快速镖刺法进针，间断性捻转。每次持续治疗半小时，间隔4～5日重复治疗1次。共治疗5次，疗效显著。

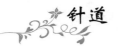

2006年6月1日首诊：进针后行针，左侧面部出现热流贯通感，手掌及指间有汗渗出。进针后7～8分钟，突然感觉眼前景物清楚，头晕顿时减轻，嘴歪变正，说话明显清楚，左腿能主动抬高迈步。

2006年6月5日二诊：针感同前，针后视物清楚，左下肢灵活有力，无故发笑明显减少。

2006年6月8日三诊：行针时左侧肢体仍有热流贯通感，面部自觉有瀑布样流汗，治疗后平衡感大为好转，视物清楚，行走灵活有力，吞咽明显好转。

2006年6月12日四诊：针感同前，吞咽功能基本恢复正常，下肢行走有力。

2006年6月16日五诊：针感同前，行走自如，无头晕感，视物清楚，疗效显著。

自2006年6月1日接受治疗，患者以下几个方面发生了可喜变化：①眩晕状大大改善，原来整日眩晕现象消失，现在只偶尔有眩晕感。②走路大有进步，主要是左右平衡感明显改善，左腿蹬踏、迈步越来越有力。③吞咽功能基本正常，可以低头吃饭、喝汤，大口饮水而不被呛。④嘴角歪斜明显改善，除说话、紧张时嘴角有点歪斜外，平时基本正常。⑤能控制住感情，平时已没有无故发笑的情况。⑥生活自理，穿衣、洗澡完全可以自己完成。

2010年4月电话随访，告知康复情况较好，平日还可打乒乓球进行锻炼。

案6：中风（双侧椎动脉80%堵塞）

Marghoob，男。2009年12月19日就诊。

2009年12月19日10时左右，一个人用轮椅推着患者来到诊室，跟随的女士说："我的先生中风已经一个多月了，医院检查证明，供应脑部的四根大血管70%堵塞。双侧椎动脉堵得更严重。现在他右半身活动障碍，说话不清，连一口水都咽不下去……因血管堵塞的部位重要，病情复杂，无法放支架治疗，非常希望你能帮助他！"从她的讲话和眼神中可以感受到她的无奈和期待。

检查：患者构音困难，说话听不清。吞咽障碍，咽水发呛、咳嗽，十分痛苦。让其站立，第1次还没站稳就倒在轮椅上了，第2次才勉强站了起来。让其行走，右腿迈步困难、无力，步态不稳，行走缓慢。右手活动障碍、持笔不稳，30秒钟才能解开一个衣扣，写字也歪歪扭扭，笔画弯曲不流畅……

因为病情复杂，笔者告诉患者家属："不敢保证疗效，但是会尽力，如果你愿意我就尝试为他治疗。"家属表示同意。

根据患者的临床表现，其主要为延脑损害，头针选择枕外隆凸以下区域，双侧平衡区及其间加 3 根针，采用快速镖刺法，留针 1 小时。每周治疗 2 ～ 3 次。治疗期间患者表情自然，没有痛苦表现，其家属惊奇地说："太快了！非常好！"

2009 年 12 月 22 日（针后第 3 天）：分别在进针后 5 分钟、10 分钟、30 分钟以及起针后观察患者症状体征变化。进针 5 分钟患者症状体征开始缓解，30 分钟继续缓解，留针 1 小时起针。患者在保持原有症状体征缓解的基础上又略有进步，说话、写字、站立、走路均有所好转。当即用相同的针法又治疗一次。

2009 年 12 月 29 日（针后第 7 天）：患者能双上肢抬高，右手解衣扣、写字恢复正常，而且能自己轻松站立起来，行走步态正常，行走速度也快多了。说话也明显好转，可以清楚地说："我感觉好多了。"

2009 年 12 月 29 日、2010 年 1 月 5 日、2010 年 1 月 7 日分别治疗，患者站立、走路，右手活动及说话基本恢复或明显好转，仅留有喝水发呛、咳嗽。患者爱人激动地说："我先生的病好多啦！非常感谢您！"

2009 年 12 月 19 日—2010 年 2 月 13 日，53 天内共头针治疗 16 次，症状、体征好转 80% ～ 90%，右侧肢体肌力恢复，站立行走如常人。右手能灵活解衣扣、写字，不仅能写英文，还能用标准的巴基斯坦文记录谈话内容。说话清楚，吞咽功能好转，喝水已能咽下，而且不发呛。更有意思的是，原来无故发笑也消失了。患者的儿子激动地说："我爸爸患病后用过很多方法治疗，只有头针有效。我们全家都感受到头针的神奇！非常感谢你！"

案 7：**脑挫伤（右侧肢体偏瘫、失语）**

孔某，男，24 岁。山西人。1971 年 4 月 21 日就诊。

1971 年 4 月 21 日，患者帮人修建房屋时不慎被木头砸伤头左侧额颞部，有血液及脑浆流出，当即昏倒在地。当日下午 2 时送入某医院急诊。

检查：患者完全昏迷，头部绷带上有多处血液渗出。呼吸平稳，脉搏 110 次/

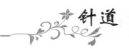

分，血压 110/70mmHg。立即吸氧、吸痰，静脉滴注药物急救，同时处理伤口。左额颞头皮裂伤，颅骨粉碎性骨折，硬脑膜撕裂。冲洗清理伤口后，缝合硬脑膜，去掉粉碎的颅骨块，缝合头皮。静脉滴入脱水剂，防止脑水肿，注射止痛药等。患者于 1971 年 4 月 27 日清醒，问话能理解其意，但不能用语言表达。右侧鼻唇沟浅。右上肢完全瘫痪，右侧阿夫曼征阳性。右下肢伸屈正常，但仅能抬高 80°，右踝关节和脚趾不能活动。左侧肢体活动正常。

本病患者确诊为左侧额颞部脑挫伤。虽诊断明确，但偏瘫和失语治疗很困难。西医学认为，脑挫伤是脑器质性损害，基本不可治愈。

头针可选的区域有运动区、足运感区，虽然笔者治疗没有把握，也没有治疗过这么严重的脑挫伤引起的偏瘫和失语，但在家属的强烈要求下还是决定试一试！

头针治疗选左侧运动区、足运感区针刺，每天 1 次。连治疗 3 天没有变化，仍维持治疗，终于在第 5 天治疗后，患者回应笔者的问话。"你姓什么？""孔。"虽然咬字不太清，但已能听清楚"孔"字。笔者和患者家属都非常激动和兴奋，看到了希望。第 8 次治疗后，患者右上肢已经可以抬高平乳房。第 12 次治疗后，患者右上肢能抬高过头。第 13 次治疗后，患者右手指可微屈曲。第 19 次治疗后，患者右手不仅伸屈正常，而且能解衣扣、拿勺吃饭等。患者感激地说："多亏你救了我，要不然我就没命啦！"其爱人感激得热泪盈眶，激动地说："你是小孔的救命恩人，我们全家都感谢你！"

为了观察远期疗效，一直随访到 2006 年 3 月，在治疗后的 25 年中患者一直很健康，不仅说话语言流利，而且能参加生产劳动。

案 8：右侧脑挫伤（左侧肢体偏瘫）

裴某，男，3 岁。山西人。1983 年 7 月 1 日就诊。

1983 年 6 月 29 日，患儿被人抱时不慎摔倒，头部受伤当即昏迷。在场的人不知所措，有人用手指掐鼻根（人中穴）……半小时后，孩子苏醒了，大家才松了一口气。之后患儿哭闹不停，右侧肢体乱动，而左侧肢体却一点儿也不动。家人心急如焚，卫生所医生说："可能是脑子摔伤了引起的瘫痪，我们治不了，赶快到大医院去吧！"

1983 年 7 月 1 日，患儿家属来到笔者门诊，父亲抱着孩子，母亲的泪还没有干。父亲说："孩子好好的，头部摔了一下，就变成了这个样子，你要想办法救救他……"

检查：神志清楚。让其拿玩具总是伸右手，左手一点儿也不动。哭闹时右侧肢体乱动，而左侧肢体一点儿也不动。

从上述表现可以看出，患儿是右侧脑挫伤引起的左侧肢体瘫痪。西医学认为，脑组织没有再生能力，脑挫伤是不可逆的，治疗更是难事。笔者以前治疗的类似疾病患者都是成人，对儿童的疗效没有把握，姑且一试。

头针治疗选右侧运动区及足运感区，局部消毒后，用快速镖刺法，连续刺入 4 根针。首次治疗为防止不良反应，没有捻针，留针 1 小时起针。第二天针刺治疗患儿哭闹时，不仅右侧肢体能动，左侧肢体也能活动，患儿父亲大声说："孩子有救啦！"笔者也信心倍增，每天治疗 1 次，详细记录其变化。第 8 次治疗后，患儿左侧肢体的功能完全康复，不仅活动范围正常，而且肢体灵活有力。

案 9：左侧脑挫伤（右侧肢体偏瘫）

裴某，男，3 岁。山西人。1985 年 1 月就诊。

1985 年 1 月，案 8 中的患儿裴某在奔跑时摔倒，头部又受伤，当即神志昏迷，清醒后发现右侧肢体不能活动。患儿父母立刻到门诊找笔者治疗，还是父亲抱着孩子和母亲一起来的。父亲进门就说："焦大夫，我们又来了。孩子的头又摔了一下，这次是右半身不能动了。"同样的灾难再次降临到了这个孩子身上。

检查：左侧肢体可主动活动，右侧肢体一点儿也不能活动。哭闹时左侧肢体乱动，右侧肢体不动。

根据临床表现及检查结果，这次患儿确诊为左侧脑挫伤，头针治疗选左侧运动区及足运感区。每天治疗 1 次，仍然用快速镖刺法，留针 1 小时。首次治疗即见疗效，症状每天都有改善，治疗 10 次后，右侧肢体功能恢复正常。

为了观察头针对脑挫伤的远期疗效，笔者分别在治疗后的 1 年、5 年进行回访，孩子一直很好。2007 年 5 月初又电话随访，孩子父亲听到我的声音非常高兴！笑着说："孩子一直很好，现在已经 26 岁了，不仅结了婚，还生了个胖儿子，已是

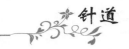

河津铝厂的正式职工了……"听了这些情况，笔者想见见孩子，亲眼看看康复后的样子，于是和孩子的父亲约定 5 月 15 日上午 10 点去看孩子。我们从运城出发，他们从河津走。我们到时孩子的父母已在住所等候。我们刚坐下，一个结实的年轻人就走了进来。孩子的父亲说："这就是你焦爷爷和焦奶奶，要不是他们，你早都没有命啦！"他还激动地说："我们裴家能有今天，全靠你们。要不然孩子早就不在人世了，我们哪里还会有孙子！"当我们离开时，全家人站在门口挥手目送我们……直至今日，再次提笔成文时，依然心潮澎湃。

案 10：脑挫伤（右侧肢体偏瘫 3 天）

李某，男，2 岁。山西人。1985 年 3 月 16 日就诊。

1985 年 3 月 14 日，患儿在炕上玩耍时不慎掉在地上，当即啼哭，之后很快入睡，醒后家属发现孩子右侧肢体不能活动，于 1985 年 3 月 16 日来诊。

检查：患儿由母亲抱着，左侧肢体总是活动不停，而右侧肢体一点儿也不动，仅在大哭时左侧肢体才能微微动一动。患儿不会站立，更不会走路。其母亲着急地说："孩子好好的，从炕上掉下睡了一觉醒来，右半身就不能动了，你给孩子好好看看……"

患儿的病情有些复杂。原发性脑损伤有脑震荡和脑挫伤之分，前者一般没有神志昏迷，更不会有肢体偏瘫；后者则常有昏迷，可伴瘫痪等。至于昏迷，因小儿颅骨骨质软、颅缝闭合程度不同等原因，很多小儿受伤后无昏迷，仅有嗜睡等不同的意识障碍。因此，本患儿受伤后其实不是普通的睡觉，而是嗜睡。

诊断：左侧脑挫伤（右侧肢体偏瘫）。

明确诊断后，头针治疗选左侧运动区上 3/5、足运感区，采用快速镖刺法，留针 1 小时。这次治疗是诊所的杜所长负责，她扎完 3 根针后，患儿没有哭也没有动，根本没有痛感。患儿的母亲常见人扎针，但从来没有见过这种扎法，激动地说："就是不一样！"

为了提高疗效，杜所长快速捻针，患儿在哭闹时右胳膊已能抬高与肩平，右腿也能活动一些。其母亲高兴地说："动啦！动啦！右胳膊能动一些啦！"先后捻针 3 次，约 1 小时起针。起针后半小时，患儿哭闹时右侧肢体活动的范围加大。

之后每天治疗1次，天天都有进步，直至完全康复。患儿的母亲深有感受地说："过去只听说焦医师针扎得好，根本没有想到杜医师也是神针手。过去知道立竿见影这个词，这回我可亲身感受到了！"

为了观察头针对脑挫伤引起偏瘫的远期疗效，在治愈患儿的1年、5年后，笔者和同事亲自到患儿家回访，患儿也到头针研究所复查，结果都很健康。时隔20多年，2007年5月7日回访时，他们已经搬入新家。孩子父亲说："家里现在就剩我一个人啦，儿子很好，现在是安泽县的交警。"5月18日我们驱车去见孩子，现在他已是20多岁的大小伙子了，脑子灵活，思路敏捷，因为是交警，还给我们表演了擒拿拳。

案11：脑挫伤（左侧肢体偏瘫2天）

曲某，男，1岁半，山西人。1985年9月7日就诊。

1985年9月5日，患儿在玩耍时不慎摔倒，头部受伤，被人抱起后发现左侧肢体不能动，村卫生所治疗无效，于1985年9月7日来诊。

其父亲抱着患儿，说："好好的，孩子摔倒后左侧肢体就不能动了，你给他好好看看！"患儿母亲哭着说："把人急死啦！孩子半身不能动，还怎么活，你一定要想办法给我儿治治！"

检查：神志清楚，语言正常。左侧鼻唇沟浅。右侧肢体活动，而左侧肢体一点不动，即使哭闹左侧肢体也不动。用手将其左侧肢体抬高，放手后左侧肢体立刻回落下来。

根据临床表现，该患儿左侧肢体完全瘫痪。用西医学评定方法检测，左侧肌力为"0"级。

头针治疗左侧肢体偏瘫选右侧运动区上3/5和足运感区，进针后不捻转，留针1小时。起针后，患儿在哭闹时左腿、左胳膊能微微屈曲一些。看到变化，也看到了希望，母亲破涕为笑。为使其快速恢复，每天治疗1次。每次治疗后，患儿症状都有改善，不仅在哭闹时左半身能活动，平时左胳膊、左腿也能自由活动，活动范围逐渐趋于正常。第7次治疗后，患儿左侧肢体活动完全恢复正常。其父亲高兴地说："孩子病了可愁死人啦！没有想到你几次就给他扎好了。这么严重的病，治的时

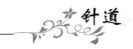

候没费事。头针真是太神奇了！我们全家都感谢你，也感谢你发明的头针！"

为了观察头针的远期疗效，1990 年随访，患儿发育良好，健康活泼。2007 年 5 月 9 日，乘车专访，孩子母亲说："孩子已经 24 岁了，大学毕业后，现在在广州工作，你不要为他操心啦！"

虽然了解了孩子的近况，但二十几年过去了，笔者总想亲眼看看原来严重脑挫伤引起左侧肢体完全瘫痪被头针治愈后，现在究竟是什么样子。经多次电话联系，2008 年春节我们见到了身体结实、四肢灵活、头脑敏捷的小曲。

案 12：重型颅脑损伤（后遗四肢瘫痪、语言障碍 4 年）

Gloria Cheng，女，26 岁。家住加拿大温哥华。2009 年 5 月 11 日就诊。

4 年前，患者因车祸受伤，当即昏迷。经当地医院抢救，两个多月才清醒过来。但因颅脑损伤广泛而严重，四肢瘫痪，不仅不能站立走路，连翻身都做不到。除此之外，还不会说话……采用按摩、推拿、中药、针灸等多种方法治疗 4 年，收效甚微。2009 年 5 月 11 日从温哥华专程到美国加州求诊。

检查：患者面部表情怪异，笑和哭分不清，说话言语不清，四肢、腰背屈曲，不能伸直，不能端坐、翻身。右上肢情况比较好，但抬高仅能平前额发际，右手指呈半屈曲状、不能伸直。左上肢仅能抬高平下颌。站立困难需人搀扶，腰伸不直，头抬不起，左膝关节弯曲不能伸直，仅脚尖着地。

头针治疗选双侧运动区、足运感区，采用快速镖刺法。方案确定后，于 2009 年 5 月 12 日开始治疗，进针后没有捻转，仅留针 1 小时观察疗效。起针后，患者不仅右上肢抬起轻快，而且手腕已平头顶，左上肢抬高平眼眉。站立有进步，已能贴墙自己站立。说话咬字也清楚一些。

第 2 天上午再次治疗。起针后，患者右上肢抬得更高了，不仅前臂基本伸直，手指也能伸展至 140°。第 5 次治疗后，患者面部表情有很大改变，不仅怪异状表情消失，而且露出笑容。上肢抬高轻松，坐在椅子上双脚后跟已能着地。5 月 19 日第 9 次治疗后，患者面部表情已恢复正常。右上肢抬高，腕关节已超过头顶 10cm，手指基本伸直，右上肢外展 130°。左上肢抬高平头顶，前臂外展正常，而且能用右手刷牙、梳头等，说话明显好转。5 月 22 日第 11 次治疗后，患者只需一个人搀扶即可以站立，而且能迈步行走。说话不仅声音大，而且咬字清楚。5月23日第12次治疗后休息静养。

2009年10月29日开始第3个疗程的治疗，仍然是每天1次。在治疗到第8次时，奇迹又出现了！患者早晨坐在床边，竟然自己一个人站起来了。她跷起大拇指说："最好的大夫。"其母亲激动地说："我做梦都没有想到，我的女儿这辈子还能站起来，头针真是太神奇啦！"

第10次治疗后，患者腿部肌肉的肌力增强，能持续站立27秒钟，而且坐在椅子上能把右腿抬起搭到左腿上，也能把左腿抬起搭到右腿上，说话也好多了。

案13：重型颅脑损伤（记忆力丧失12年）

某男，74岁。2008年12月就诊。

1996年夏天，因汽车事故，患者严重颅脑损伤，当即昏迷，急送医院抢救。7天后患者清醒，但对往事完全没有记忆，现在经历的事情也记不住。出门找不到回家的路、开车找不到目的地、打电话不知道打给谁、记不住电话号码……患者苦苦煎熬了12年，一直都没有好转的迹象。

2008年12月初，患者在朋友帮助下找到笔者，此时的他仍不知道自己的住址、电话号码……就诊时东张西望，对自己的病情漠不关心。

检查后确诊是脑挫伤引起的记忆力丧失和情感障碍。西医学认为脑器质性损坏是不可逆的。头针问世后，对很多脑病都有较好的疗效，但对脑挫伤后引起的失忆症，笔者也是首次遇到。

治疗时根据病情选择刺激区。患者情感障碍明显，选双侧精神情感区，再配合双侧足运感区。局部消毒后，采用快速镖刺法，连续扎了4根针。进针时患者仅有微痛感，针刺后患者当即感到"脑子豁然开窍，眼前一亮，就像刚打开的电脑，快速运转，思绪万千……"他感到不可思议，惊奇地描述着……

第2次来诊时，患者家属激动地说："上次治疗后，我的先生完全变了一个人，他不仅开始关心周围的事情，而且反应也灵活了。"第3次治疗后，患者能回忆起很多往事，不仅知道他哥哥、太太叫什么名字，而且还知道家里的电话号码。第4次来诊时，患者病情继续好转。第5次治疗后，患者不仅记忆力明显恢复，能回忆

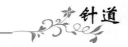

起过去的很多事情，而且复杂的思维也恢复了。患者原来是牙科医生，在笔者诊室，他对一位女士说："你头痛！"那位女士奇怪地问："你怎么知道我头痛？我真的头痛，说说你是怎么知道的。"他说："一个人长期头痛，会引起面部和颈部的肌肉紧张。我从你面部肌肉的紧张程度，就能判断出你头痛。"

患者先后治疗 11 次，暂时停止治疗观察远期疗效。

2009 年 4 月患者再次复查治疗，巩固疗效。他说："现在我脑子好啦，还要干我的老本行……"他的太太也喜上眉梢，情不自禁地说："焦教授，你使我先生恢复了昔日的风采！"

第六章　不同角度和方法认识"中医神经"

　　中国针灸学家在几千年前就发现了"神经",并发明了"微针刺神经治病"。这是一个伟大的发现和发明。后来经过全方位、多角度研究,发现了"脑神筋(经)系统"的结构和功能,探索出据神经节段选针刺点治疗相关节段疾病的科学方法,为保护中华民族健康、促进中华民族繁衍昌盛做出了重大贡献。

　　在科学高度发达的今天,针刺"神经"治病仍然是一绝。老祖宗留下来的宝贵遗产,我们当然应该理直气壮地传承、弘扬。

一、以"髓"为中心

　　中国针灸学家发现,位于躯肢和脏腑的神、经、神经、经络、经脉、筋都与脊髓相联系,形成"脑神筋(经)系统",又称脊髓为经络之督、经络之海、经络之枢。由此可知,脊髓不仅是神经的中心,而且是核心。故以"髓"为中心认识"**中医神经**"更加容易和深刻。

二、刺激神经

　　西医学最早记载"刺激神经"是 1751 年 Galvani(伽伐尼)等用电刺激青蛙(尸体的)神经,引起肌肉收缩。

　　中国医学家早在几千年前就发现了神、机、经,并用手按压、用针刺激。"粗守形,上守神。""扪其所痛,索之于经。"这些经文皆是用针刺神经和手按压刺激"神经"的铁证。后来出现了"经络""经脉""筋"等,这些究竟是什么,到现在

针灸界仍在探索和争论。笔者认为，从"刺激神经"入手即可探知其本质。手指按压有疼痛，有时还有异常感。针刺后，患者立刻会有酸、麻、胀、痛、抽等异常感觉，医生持针的手突然会感到针尖处变得沉、涩、紧等。古代医籍中还有"鱼吞钓饵之浮沉""凡刺浅深，针惊则止"等描述。如今科学高度发达，人体的大体结构和功能已经弄明白。人体躯体和四肢的哪种组织刺激后会出现类同的感觉和反应呢？显然只有"神经"。由此而知，西医学中描述的"神经"就是中国古代医学家刺激的神、经、经络、经脉、筋。只是不同年代，名称各异。

"刺激神经"太有价值了。中国医学家在千年前开始"刺激神经"治病，后来发现位于脊里的"髓"和"脑"不能针刺，一旦刺中将会引起严重损害。如《素问·刺禁论》曰："刺脊间中髓为伛。"又说："刺头中脑户，入脑立死。"针刺时也不能过度，否则损害严重可引起瘫痪等。如《灵枢·邪气脏腑病形》曰："中筋则筋缓……"

除此之外，用手按压"刺激神经"，在武术界发挥得淋漓尽致。他们在神经的刺激点位（穴位），用点、按、揉、搓、推、扣、锁、戳等手法攻击对方，堪称绝技。"点穴擒拿术"即是典范。

"刺激神经"精彩绝伦，妙不可言。如能从"刺激神经"中，领悟"**中医神经**"，学起来会更容易和深刻。

三、纠正错解

在经典医著中，一些经文有缺陷和不足，部分原文被错解，不彻底纠正这些错误和错解、恢复本意，就不能学好"**中医神经**"。

如中国针灸学现用的"十二经脉"理论和体表线，是《灵枢·经脉》"十二经脉"的变异体。

《灵枢·经脉》是重要的学术论文，用摆事实、讲道理的方法说清了"经脉"就是"脉（动脉）"。如："经脉十二者，伏行分肉之间……诸脉之浮而常见者，皆络也。""经脉者，常不可见也，其虚实也，以气口知之。脉之见者，皆络脉也。"除此之外，该篇还论述了人体的动脉不是体表和相关内脏属络，而是全身的脉都合于心。其曰："心者，脉之合也。"

另外，该篇中的"脉不通，则血不流；血不流，则毛色不泽；故其面黑如漆柴者，血先死"更是精彩绝伦，妙不可言。其论述动脉不通时，说血液不流动，局部的毛色就没有光泽，局部组织变得黑如漆柴，这都是血液早就不流动的结果。这是历史上描述动脉停止流动的病理改变最早、最科学的记载。

因此，笔者认为，要认真纠正错误认识，就要彻底放弃"十二经脉"的理论和体表线，不然永远不会有"**中医神经**"。不纠正和放弃"五合"论，就永远没有"**中医神经**"。因"肝之合筋也"，将"肝"和"筋"连在一起，当然不能形成"神经系统"。"肺之和皮也"，将肺和皮连在一起，当然不会有"呼吸系统"。不纠正"补虚证、泻实证"的针刺技术，就不能正确树立"针刺神经"的理念。必须彻底纠正"筋"是"肌腱和韧带"的错误解读和认识，才能发现"**中医神经**"。反之，则不然。

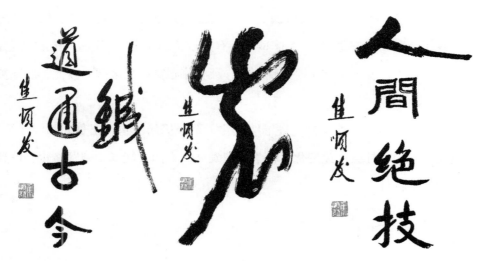

千古绝论切于理，自我领悟写于中，是非功过任评说，历史将会作抉择。

焦顺发

2016 年于加州

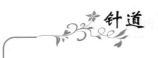

第七章　对人脑的探索和认识

一、"古猿"脑基因突变、快速进化而成人

达尔文认为，人是古猿进化而来的。有人不相信，理由是古猿进化成了人，为什么现代还有多种猿没有进化成人。笔者认为达尔文说古猿进化成人是对的，现代还有多种猿没有进化成人也是事实。关键是没有讲清"古猿"为什么能进化成人。笔者认为是"古猿"脑基因突变，使脑进入快速进化的轨迹，脑的重量和质量不断变化，智慧超过了"古猿"而变成人。后来因智慧快速进化，出现了"智人"。"智人"中出现了一种"尼安德特人"，体型大，有力量，脑最重者可达1500克。因为脑太大，头颅过大，女人生孩子时疼痛严重，死亡率很高，又因智力较低，后来被其他"智人"消灭了。

此后，人脑沿着"智慧"的轨迹继续进化，至今仍未停止。正是人脑"智慧"的快速进化，才出现社会快速变化，科学飞速发展，人们才能享受到网络化、信息化、全球化的全新时代。

二、人每天有清醒期和不清醒期

人虽为动物之冠，但还没有进化成能持续清醒的动物，而是每天都有清醒期和不清醒期。一般来讲，人平均每天的清醒期为16个小时，不清醒期为8小时。

对人来说：天天都是新生命，日日都是新时代。白天紧张的学习、工作，到晚上九十点钟，一天的清醒期即将结束，进入不清醒期。只有快速、顺畅、完全进入不清醒期，第二天才能按时、顺畅转换为清醒期。因为在不清醒期内，代谢仍在紧张进行，以排出体内废物、蓄积能量等。夜间完成了一系列程序，达到了第二天清醒期的标准，清晨人就自然清醒了，这就是不清醒期转换为清醒期。

夜间蓄积的能量，只够转换成清醒期并维持较短的时间，因此白天还要吃三次饭进行消化、吸收营养，补充能量，不然清醒期就维持不到夜间。而且在白天的清醒期内，不能一直做高强度的脑力劳动。一般来讲，脑力劳动持续 40 ～ 45 分钟，就要休息 10 ～ 15 分钟，而且每天白天持续脑力劳动 7 小时左右，其余时间就是吃饭、娱乐、休息等，这样才能保护脑每天的清醒期。

从不清醒到清醒、从清醒到不清醒的转换，都是一个非常复杂的过程，均有专门结构来完成。任何结构和功能损害将会引起转换不能或转换不全，也由此引起精神分裂症、抑郁症等多种疾病，严重者可导致死亡。

在人的一生中，清醒期经过了发育、成长、成熟、衰退等不同阶段。新生儿每天仅有约 2 小时的清醒期，而且程度很低。清醒后只知道吃奶，吃饱后又进入不清醒状态。随着年龄增长，清醒期和清醒程度也随之增加，少数孩子在发育过程中，脑清醒期发育障碍，就出现了"自闭症（AS）"等。20 ～ 25 岁清醒期才发育成熟。在清醒成熟期，每天清醒不仅持续时间长，而且状态比较好。此时常常是谋算、决策人生大事的时段。随着年龄的继续增加，清醒期也不断衰退，中年后人常常要在中午进入不清醒期 30 ～ 60 分钟，保证下午脑子继续清醒就是这个道理。老年后主要表现是脑清醒的程度比较差，最终因衰老或脑病，使人完全不清醒——糊涂。

每个人的清醒期、清醒的程度、清醒的状态都不同，甚至可以说是千差万别。

清醒期会因一氧化碳中毒等疾病和过度饮酒等不良生活习惯而损害，平时应该特别注意和保护。

总之，认识清醒期和不清醒期，是对人体结构和生理功能的重大认识，对人的健康和寿命有重大意义和价值。

三、有目的运动

"有目的运动"是为了生存和繁衍而运动。

人的结构和功能皆是为了快速、灵活、复杂、多变的运动而不断进化的。动物

的运动，决定其生存和繁衍。如苍蝇起飞快而灵活是其得以生存的主要原因之一。动物在捕猎和逃跑的过程中，就是运动的速度和力量的较量。由于运动速度决定生存，所以很多动物都进化出了快速一击的运动技巧。鱼鹰在捕鱼时仅用 0.2 秒就完成了捕捉动作。

对于人体来说，有目的运动看似是在躯体和四肢完成，但其实离不开脑的决策和指挥系统。这个系统包括了脑的各个部位。判断、分析、决策是关键，复杂的运动指挥系统完成有目的运动。只有这个系统结构完整、功能正常，才能完成有目的的运动。

西医学中描述的脑运动传导通路，只是脑运动指挥系统中的部分结构和功能。运动传导通路损害后就不能完成有目的运动是事实，但不等于说运动传导通路正常就能完成有目的运动。小脑及传导通路、脑、基底节传导通路、大脑某些部位损害，也会出现有目的运动的障碍和（或）不能。

没有脑运动传导通路，人就学不会有目的运动；但是仅靠脑运动传导通路，人也永远学不会有目的运动。只有脑有目的运动指挥系统的结构完整、功能正常，才能完成有目的运动。

人脑有目的运动的指挥系统：①脑运动传导通路，主要参与学习、改变和增强有目的运动和执行有目的运动。②小脑及传导通路，主要是保证姿势正确，协调平衡、灵活、准确、自如活动。③脑、基底节传导通路，主要是快速起动、加速运动、调节肌张力等完成有目的运动。

就人类而言，地球上近 70 亿人当中，没有两个人的运动完全一样，而且差别很大。这是每个人的生存和繁衍的差别决定的。

人一出生，为了生存就开始运动。新生儿先是哭。在哭时吸入第一口空气后，携带的氧气也随即到达肺，开启了携带氧气的"血液循环"，维持人的生命；接着是吸吮动作，由于吸吮才会吃奶，补充营养，维持生存。婴儿的躯肢运动，从慢到快，从简单到复杂，不断发育进展。如双手抓乳房、手的伸屈、翻身、坐、爬、站立、行走、跑步等，这些生命中最需要、最基本的运动大概到一岁半就完全学会，然后在生命中可以使用一辈子。随时需要什么就用什么，越用越熟悉，越用越自如。随着发育成长，各自为了生存学习和苦练不同的运动，其中有些运动就变成了人一辈子最常用的运动，很多手艺人的绝活就是其中之一。

运动本身也是非常复杂的。人体学会的每一种运动，其细节、程序都以特殊的名称存储在脑的特别记忆库中。一旦需要，立即调出、激活、执行。

脑的运动指挥系统，传递、执行所有运动。有关部位和传导通路损害，就会影响有目的运动。如临床见到的失用症。患者不能准确执行命令，完成自己熟悉的动作。因常见左侧缘上回等部位损害，故有人认为左侧的缘上回是运用功能代表区。左侧缘上回疾病后，常出现双侧失用症。

笔者曾见过一个失用症患者，拿起棉袄手不知道往袖子里插、拿起手套不知道把手指插进去……还有患者，肢体运动正常，但是硬币掉在地上捡不起来，笔者针刺运用区约10分钟，患者马上就能拿起地上的硬币。

这两个例子证明，人的有目的运动确实在脑内有记忆库，需要时调出该运动、激活，脑有关运动系统共同执行该信息，使有目的运动按时、正确完成。当然，记忆是非常复杂的，不同的记忆在脑不同的部位存贮。

概括来讲，脑运动指挥系统是非常复杂的，其中的脑运动传导通路、小脑传导通路、锥体外系传导通路，只是庞大系统中的一些主体结构。其中任何部位和传导通路损害，都会影响有目的运动按时、准确完成。

以前人们对运动传导通路的理解，是从大脑皮层中央前回的运动细胞起，向下集中到内囊，通过中脑、桥脑，在同侧延脑前部90%的传导纤维交叉到对侧延髓（延髓交叉），然后往下分节段支配躯肢的肌肉。很多人认为运动传导通路能使人随意（主动）运动，一旦损害就不能随意（主动）运动。其实不然，完成有目的运动复杂得很，并不是这么简单。

确切地讲，运动传导通路是有目的运动重要传导通路之一，参与学习、形成和执行有目的运动。没有脑运动传导通路，人就不会做有目的运动。如儿童脑运动传导通路发育障碍，就很难学会有目的运动，若发育严重障碍则终生学不会有目的运动。相反，一些患者脑运动传导通路正常，但脑其他部位和（或）传导通路损害，也不能按时、准确完成有目的运动。如帕金森病，锥体外系的结构和传导通路损害

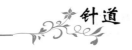

后，引起手震颤、运动减少，行动困难，严重者可完全瘫痪，不能做有目的运动；苍白球及其传导通路损害，可出现四肢不自主乱动，不能完成有目的运动；小脑及其传导通路损害，因共济失调、平衡障碍等不能完成有目的运动；脑的有关感知和理解等部位损害，也不能完成有目的运动……

总之，命名"有目的运动"价值非凡，意义重大，不仅能令人正确理解运动，而且可以进一步研究"有目的运动"的相关传导通路、机理和疾病后的治疗。

四、髓为轴的理论体系

中国古代医学家研究发现，人体有多个以髓为轴心的理论体系，如"脑为髓之海""诸髓者皆属于脑"，可以说，髓为神经之海、髓为经络之海、髓为经脉之海、髓为筋络之海……

焦氏头针

课程介绍

头针是打开中医针刺治病殿堂的钥匙。在本课程中，头针创始人焦顺发倾五十余年临床实践与讲学授课经验，系统阐释头针理论基础，并毫无保留地亲授头针基本手法与临床应用，力求将头针这一独立创新、理论独一、疗效显著的绝妙方法原汁原味地传承下去，以期"正传、真传、传承、弘扬"中医针刺治病之道。

课程亮点

独家线上亲传课
焦顺发首次、唯一授权的线上头针亲传课

珍藏纪录片首次公布
拍摄于1976年的影像资料《神奇的针刺麻醉》首次在课程中对外播放

珍贵病例视频分享
全程记录头针的神奇疗效

头针完整课程体系
焦老"理论-诊断-选区-头针术-临床治疗"头针技术倾囊相授

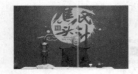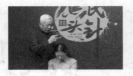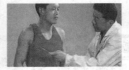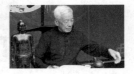

课程价值

头针学习必备课程
头针创始人亲授课程体系科学完备

引导中医思考的宝贵资源
焦老详谈头针开创思路与名医同步思考，构建体系，打通脉络

中医人才培养珍贵素材
50余年临床实践思考与总结学术理念分享激励崇高价值追求

课程大纲

"法于往古，验于来今"，头针冲破针灸思想桎梏——

焦老从中医针刺治病中吸纳的创新性针灸思维方式，带来针灸全新认知。

神经系统基本知识，夯实头针基石——

立足课程需求，系统讲解神经系统知识，明确头部解剖结构与精细分工，更好认识脑部疾病。

头针刺激区，焦老见解独到——

头针刺激区是头针的核心，选区治病是决定头针治疗脑病疗效的关键因素。

焦老针刺实操演示，焦氏亲传头针班待遇——

焦老亲身演示头针针刺实操，更有焦老临床实践的独门秘诀分享。

近五十年临床经验分享，真正用头针来治病——

从诊断、选区、治疗、疗效四个维度详细讲解头针能治疗的优势病种。

大家情怀，揭开针刺治病之"道"——

八旬医者，奔波于国内外，惟愿破解中医典籍之真意。看焦老先生以一生浮沉说针灸之"道"。

加官方客服微信了解更多

扫码购买课程

🌐 官方网址：www.daishumed.com　　📞 客服电话：400-9001-765　　🔘 Q Q 群：590385908